新文京開發出版股份有限公司

NEW
WCDP

新世紀‧新視野‧新文京 ─ 精選教科書‧考試用書‧專業參考書

New Wun Ching Developmental Publishing Co., Ltd.
New Age · New Choice · The Best Selected Educational Publications — NEW WCDP

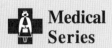
Medical Series

 掃描 附QR Code 字彙朗讀音檔

5th Edition

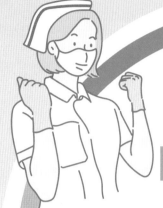

EZ!
Learning!

醫護術語

易懂 **MEDICAL TERMINOLOGY**

中央研究院院士

陳建仁 專業推薦！

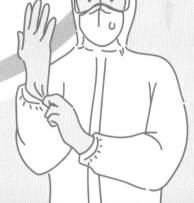

✚ **審訂者**
　李中一　胡月娟　薛承君　張銘峰
　廖文貴　Jonathan Chen-Ken Seak

✚ **編著者**
　劉明德　李惠萍　林淑雯　黃盈禎
　楊心怡　羅惠敏　王雪娥　李淑真
　杜晶瑩　吳霞玲　林鳳映

✚ **修訂者**
　王采芷　黃盈禎　王守玉

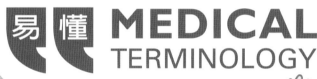

EXAMPLE 範例

Hepato ➡ Hepatobiliary
=
liver

Hepatitis ⬅ itis
=
Inflammation

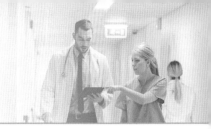

本書特色 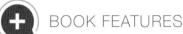 BOOK FEATURES

　　本書聘請了醫學與護理科系資深教師及臨床專業醫師共同編寫而成，經多位專家學者、任課教師審訂。

　　本書內容豐富、淺顯易懂，第一章系統性地介紹醫護用語的基本組成；第二章則是介紹病歷的常見用語，幫助讀者能夠輕鬆地閱讀病歷；第三章介紹內外科常見用語；第四章介紹婦產科常見用語；第五章介紹兒科常見用語；第六章介紹精神科常見用語；最後一章為延伸介紹其他科別常見用語，並於書末附上索引，以供隨時查詢「臨床常用字彙」。

　　每章附上主要字彙的 MP3 朗讀音檔，採 QR code 掃描方式，隨掃隨聽，配合聽力測驗，可輔助讀者輕鬆記憶與誦讀，達到事半功倍的學習效果。

　　第五版為勘正訛誤，期能提供讀者們更正確而完整的內容。雖經審慎編寫與多次校對，仍難免有疏漏錯誤之處，尚祈各界先進不吝給予指正，使本書更臻完美。

編輯部　謹識

「工欲善其事，必先利其器」，正確而實用的教科書，是老師和學生必備的書籍。現有的醫護專用英文書籍，雖然琳瑯滿目，但是內容各有偏重的領域，適用於**護理人員的英文學習，而且與臨床護理實務結合的書籍**，相當少見。許多新出版的醫護英文書籍，或是倉促出版而有疏漏，或是未能兼顧實用性和易懂性。隨著醫藥護理科技的日新月異，如果培養專業護理人員英語能力的書籍不夠完備而更新，不但直接影響醫護教學的品質，也間接影響醫護人員的語文能力。

明德一向力爭上游，也積極關心國內醫護學生的學習成效。很高興看到由劉明德先生策劃，集合醫護及外文跨領域專業人才共同編寫的**醫護術語**之問世。這本嶄新而質優的教學用書，課程章節編排合宜，不僅讓讀者一目了然，更符合實際教學需要。本書內容豐富而條理清晰，可以看出編著者和出版公司的用心，可說是臺灣近年來出版的重要醫護書籍之一。它既符合臨床醫學與生命科學及通識課程的教學需求，並能增進醫護領域學生的臨床學習，值得醫學、護理、醫管（健康事業管理）等科系學生，以及從事臨床護理或行政工作人員一讀。我很樂意再次推薦本書，希望國內的醫護工作者能學習得更有成效，也給國人更安全更有效的醫療照護。

陳建仁 謹識

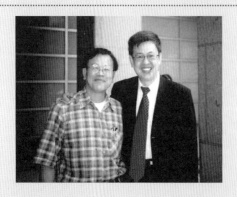

陳建仁
- 美國約翰霍普金斯大學流行病學博士
- 國立臺灣大學流行病學與預防醫學研究所教授
- 曾任中央研究院副院長、院士暨特聘研究員
- 曾任行政院衛生署署長
- 曾任中華民國第 14 任副總統

◀ 陳建仁副總統（右）與劉明德攝於臺大

由明德與羅惠敏老師等人所編著策劃的**醫護術語**乃是繼醫護英文－醫療照護會話篇、醫護英文用語、病歷閱讀之後，為目前國內最好的**醫院護理臨床教學**書籍之一。明德和我們是大學同窗好友，畢業後雖然各奔前程，但我們還是會彼此交流學術方面的教學經驗。我們得知明德正規劃著這樣一項龐大又艱鉅的工作，編撰如此實用的**護理人員臨床英文用書**。我們當時便應允了明德邀請，為本書進行審訂。

在審訂的過程中，發現這本書的內容完完全全和明德的為人一樣，相當實際且清清楚楚。整理不但詳盡，在編排上也設計得別出心裁。以臨床醫護實務為例，明德等編著群將其敘述得相當活潑而不落俗套，著實有別於坊間其他相關書籍。這的確是國內教師和學生的一大福音，值得護理科系及醫護相關科系學生好好一讀。

李中一、胡月娟、薛承君、張銘峰、廖文貴、

Jonathan Chen-Ken Seak　謹識

李中一
- 國立成功大學公共衛生研究所教授
- 加拿大魁北克省 McGill University 流行病學與生物統計學系哲學博士

胡月娟
- 英國歐斯特大學護理博士
- 中臺科技大學護理學院院長暨護理學系教授

薛承君
- 長庚醫院林口總院急診醫學部主治醫師
- 國立陽明大學醫學院急重症醫學研究所碩士

張銘峰
- 台南市新樓醫院社區醫學部副部長暨家庭醫學科主任
- 國立成功大學醫學院醫學士

廖文貴
- 聖母醫護管理專科學校護理科講師
- 國立台北護理健康大學護理研究所博士班進修中

Jonathan Chen-Ken Seak
- M.B.B.S., International Medical University, Malaysia
- University Malaya Medical Centre (UMMC)

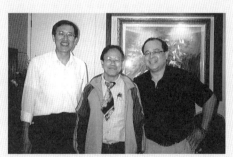

▲ 左起李中一、劉明德、張銘峰攝於臺南

近年來隨著時代變遷，社會變得越來越全球化，在此架構下英文即成為 Lingua Franca（混合語），在各種職業場合的使用上亦趨重要。然而，在許多醫護相關科系學生的刻板印象中，醫護英文用語既艱深難懂又難以學習，因此，為使從事醫護工作專業人士能夠使用與理解醫護英文用語，本書因應而生，期望能夠提供在評估病情、照護病患的過程中，將更為順利。

本書是國內外各大專院校醫學與護理科系的知名教師們共同的心血，根據這些專家學者們多年的教學經驗，其目的便是要打破此刻板印象，以系統性的方式，深入淺出地介紹各種專業醫護英文用語，一來讓就讀醫護相關科系的學生不需再為學習這些用語而感到惶恐，並提升對醫護英文用語的深刻了解，另外也提供一般想自修學習的讀者一本具有參考價值的入門書籍，作為踏進醫學殿堂的起步之一，讓讀者能夠輕鬆地學會醫護用語！

本書共分成七個章節，第一章有系統性地介紹醫護用語的基本組成，這是本書最基本也是最重要的章節，因為許多醫護術語是由複合字根所組成，本章以醫護用語的主要結構：字首、字尾及字根為出發點介紹常用的醫護術語。若能熟讀這些術語的字首、字尾與字根的組成與各自的相互搭配，讀者將會發現就算日後看到不認識的字彙，也能以此複合字根的概念為基礎，試著推敲出字義；第二章則是介紹病歷的常見用語，幫助讀者可以輕鬆地閱讀病歷，了解病患的病因、病史與病症，以提供適切的治療與照護；第三章介紹內外科的常見用語；第四章介紹婦產科的常見用語；第五章介紹兒科的常見用語；第六章介紹精神科的常見用語；最後一章則介紹其他科別常見用語。

第五版為勘正訛誤，期能提供讀者們更正確而完整的內容。

特別感謝各界先進的回饋與建議與捷克馬薩里克大學研究員呂維倫老師協助校閱，書中內容倘若有未盡之處，尚祈諸位護理先進及讀者能不吝指正，俾利此書能更臻於實用與完善。

弘光科技大學＆聖母醫護管理專校

劉明德　謹識

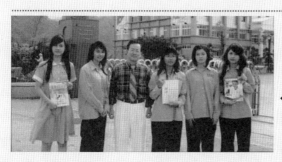

◀ 筆者於聖母醫護管理專科學校護理科任教－醫護英文、病理學及（微）生物學實驗

編著者簡介 ⊕ AUTHORS

 編著者

✚ 劉明德

- 國立臺灣大學流行病學與預防醫學研究所升等研究
- 國立臺灣大學健康政策與管理研究所演講
- 國立臺灣大學微生物學研究所碩士（榜首）
- 國立臺灣大學公共衛生學系學士
- 曾任行政院前衛生署全國公共衛生研修中心專員
- 曾任國立陽明大學醫學系碩士級研究助理
- 曾任弘光科技大學健康事業管理系、醫學英文及術語、解剖生理學講師、護理系微生物免疫學及在職專班生物學、物理治療系生物學講師
- 曾任中臺科技大學醫療暨健康管理系、護理系醫護英文健康心理學、情緒管理講師
- 曾任臺灣首府大學觀光休閒系觀光英文講師、通識教育中心生物技術、健康科學講師
- 曾任育達科技大學通識教育中心健康科學與生活、生物醫學、環保與生活、綠建築與永續城市講師、行銷與流通管理系健康管理講師
- 曾任聖母醫護管理專校護理科病理學、醫護英文、（微）生物學實驗講師
- 曾任仁德醫護管理專校護理科解剖生理學講師、視光科解剖生理學、微生物學講師、復健科及健康美容觀光科生物學講師、通識教育中心微生物科技與生活、健康與生活講師
- 現任國立聯合大學通識教育中心健康與生活、環保與生活講師
- 現任弘光科技大學通識學院微生物與人類文明、健康事業管理系醫學英文及術語講師
- 現任中臺科技大學通識教育中心環保教育講師
- 現任聖母醫護管理專校醫護術語講師
- 現任中華民國觀光旅遊英語領隊／華語導遊（英語導遊筆試及格）

✚ 李惠萍

- 慈濟大學護理學研究所碩士
- 現任聖母醫護管理專科學校幼兒保育科兼任講師

✚ 林淑雯

- 英國布里斯托大學語言評量博士
- 美國哥倫比亞大學教師學院碩士
- 現任國立臺北護理健康大學休閒產業與健康促進系助理教授

✚ 黃盈禎

- 國立成功大學護理學研究所碩士
- 現任育英醫護管理專科學校護理科講師

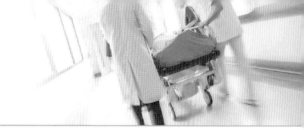

✚ 楊心怡

- 澳洲國立紐卡索大學護理碩士文憑
- 澳洲國立雪梨大學護理碩士
- 澳洲國立雪梨科技大學護理榮譽碩士暨
  哲學博士學位
- 現任新生醫護管理專科學校護理科講師

✚ 羅惠敏

- 慈濟大學醫學科學研究所博士
- 曾任國立空中大學宜蘭指導中心兼任講
  師
- 曾任羅東聖母醫院產兒科兼任教學督導
- 現任聖母醫護管理專科學校護理科助理
  教授

✚ 王雪娥

- 澳洲墨爾本 La Trobe University 護理學
  院博士
- 美國湖濱大學教育研究所碩士
- 現任經國管理暨健康學院護理系副教授
  兼系主任

✚ 李淑真

- 長庚大學護理學研究所碩士
- 曾任臺北醫學大學護理系兼任講師
- 曾任聖母醫護管理專科學校護理科講師
- 曾任樹人醫護管理專科學校護理科兼任
  講師

✚ 杜晶瑩

- 國立臺灣大學護理學研究所碩士
- 曾任樹人醫護管理專科學校護理科兼任
  講師
- 現任聖母醫護管理專科學校護理科講師
  兼註冊組組長

✚ 吳霞玲

- 慈濟大學護理學研究所碩士
- 現任聖母醫護管理專科學校護理科兼任
  講師
- 現任員山榮民醫院護理部副主任
- 現任蘇澳榮民醫院護理部副主任

✚ 林鳳映

- 國立臺灣大學醫學院護理系理學士
- 曾任臺灣大學護理系助教
- 曾任私立中山醫學院講師
- 曾任國立臺中護專講師
- 曾任私立中臺科技大學講師
- 現任臺中市大正診所護理師

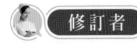

＋ 王采芷

· 美國華盛頓大學哲學博士
· 現任國立臺北護理健康大學護理系教授

＋ 黃盈禎

· 國立成功大學護理學研究所碩士
· 現任育英醫護管理專科學校護理科講師

＋ 王守玉

· 澳洲昆士蘭科技大學(Queensland
  University of Technology)護理哲學博士
· 現任弘光科技大學護理系助理教授

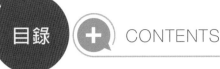 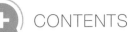

目錄 ➕ CONTENTS

Chapter 01 醫護用語的基本組成 1

1-1 醫護術語的結構 2
1-2 常見字首、字尾、字根與字例 5

Chapter 02 病歷常見用語 39

2-1 常見主訴 40
2-2 病史與身體評估 45
2-3 臨床檢查與檢驗 49
2-4 常見治療 53
2-5 護理記錄及技術 60
2-6 醫療單位及相關人員 68

Chapter 03 內外科常見用語 81

3-1 神經系統 82
3-2 內分泌系統 93
3-3 心臟血管系統 101
3-4 血液及淋巴系統 113
3-5 呼吸系統 123
3-6 消化系統 134
3-7 泌尿系統 147
3-8 肌肉骨骼系統 157
3-9 臨床實例 167

Chapter 04 婦產科常見用語 175

4-1 婦科常見用語 176
4-2 產科常見用語 185
4-3 臨床實例 192

Chapter 05 兒科常見用語 199

5-1 症狀及徵象 200
5-2 常見診斷 202
5-3 臨床檢查及檢驗 209
5-4 常見治療 210
5-5 相關字彙 212
5-6 臨床實例 213

Chapter 06 精神科常見用語 223

6-1 症狀及徵象 224
6-2 常見診斷 231
6-3 臨床檢查及檢驗 234
6-4 常見治療及處置 235
6-5 臨床實例 237

Chapter 07 其他專科常見用語 243

7-1 皮膚科 244
7-2 眼 科 253
7-3 耳 科 265
7-4 鼻 科 276
7-5 喉 科 284
7-6 臨床實例 292

參考資料 295
索 引 296

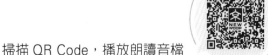

掃描 QR Code，播放朗讀音檔

CHAPTER 1

醫護用語
的基本組成

1-1 醫護術語的結構

1-2 常見字首、字尾、字根與字例

掃描

播放朗讀音檔

編著｜劉明德、李惠萍、林淑雯、
黃盈禎、楊心怡

修訂｜王采芷、黃盈禎、王守玉

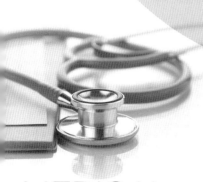

MEDICAL
TERMINOLOGY

1-1 醫護術語的結構(Principles of Word Formation)

MEDICAL TERMINOLOGY

一、學習醫護術語的重要性

　　對於醫護相關科系的學生而言，醫護用語的字彙以及書寫、閱讀病歷時所使用的英文，比起日常生活或者出國旅遊時使用的英文來得艱深許多。一般的英文用語在閱讀時，即使不熟悉的字彙，仍能以前後文來猜測字彙的意思，英文的醫護術語則不然，因此在學習時會感覺十分吃力。然而，學習英文醫護術語是有訣竅的。英文醫護術語大多都是由字首(prefix)、字尾(suffix)與字根(root)三元素所組合而成的，如果能夠對於這三個主要組成元素有一個基本的了解，日後就算看到不熟悉的英文醫護術語，也能根據其字首、字尾或字根加以分析，來判斷此術語的意思為何。

　　因此，在這一章節裡，我們首先介紹字首、字尾與字根的意義及其位置所在，並舉例說明。接著，我們以此分類將醫護術語當中最菁華、最重要的字首、字尾與字根，按照字母排序以表格的方式呈現出來。同學們將會發現，許多的醫護術語就是由這三個元素的相互搭配與組合而產生的。因此，同學們若能掌握此訣竅，熟悉這些字首、字尾與字根，相信必能有效地征服看似艱深的英文醫護術語！

二、醫護術語的組成

（一）字首(Prefix)

　　「字首」在英文裡面，顧名思義便是出現在一個單字的開頭，可用於表示位置、數量等各種關係，以更清楚、更詳細的定義字根，因此同一個字根或字尾，搭配不同的字首，其意思也會有所改變。以下以幾個常見的字首為例說明之：

1. **sub-**：與"下方位置、不足"相關的字首：
   subgastric　胃下方的
   subarachnoid　蛛網膜下的
   subnutrition　營養不足

2. **trans-**：與"經過、穿過"相關的字首：
   transgastric　經胃的
   transbronchial　經支氣管的

3. **retro-**：與 "後方位置" 相關的字首：

　　retrogastric 胃後方的

　　retroperitoneal 腹膜後的

4. **hemi-**：與 "一半" 相關的字首：

　　hemisphere 大腦半球

　　hemiopia 半盲、偏盲

5. **hyper-**：與 "過多、亢進" 相關的字首：

　　hypercalcemia 高血鈣

　　hyperthyroidism 甲狀腺功能亢進症

　　hypertension 高血壓

（二）字尾(Suffix)

　　相對於字首，「字尾」則是出現在一個單字的尾端，加在字根的後面，讓整個字的意思更為明確，在醫護術語中，字尾則通常是用來指出字根的行動或者所遭受的狀況。請看下列醫護術語中常見的字尾：

1. **-algia**：為疼痛之意：

　　dentalgia 牙痛

　　arthralgia 關節痛

2. **-ectomy**：為切除之意：

　　appendectomy 闌尾切除術

　　pneumonectomy 肺切除術

3. **-megaly**：為增大之意：

　　cardiomegaly 心臟肥大

　　hepatomegaly 肝腫大

4. **-phobia**：為恐懼之意：

　　acrophobia 懼高症

　　photophobia 畏光

5. **-rrhea**：為流出之意，搭配字根成為下列術語字例：

　　amenorrhea 閉經

　　rhinorrhea 流鼻水

（三）字根(Root)

　　一個字彙最主要的部分與基礎是「字根」，是表示這個術語的基本意思，通常用來指示身體的各個部位與器官。字根在一個字裡的位置沒有一定的規則，可能出現在一個字的開頭或者結尾，一個醫護字彙中也有可能出現一個以上的字根。以下為常見於英文醫護術語中的基礎字根。

1. **dermat/o-**：與皮膚有關，搭配字尾或字根成為下列術語字例：
   dermatitis　皮膚炎
   dermatocyst　皮膚囊腫

2. **men/o-**：與月經有關，搭配字首、字尾或字根成為下列術語字例：
   pseudomenstruation　假性月經
   menorrhalgia　經痛

3. **pneum/o-**：與肺、空氣有關，搭配字首、字尾或字根成為下列術語字例：
   pneumonia　肺炎
   hemopneumothorax　氣血胸

4. **ren/o-**：與腎有關，搭配字首、字尾或字根成為下列術語字例：
   renopathy　腎病變
   renopuncture　腎穿刺術

5. **sigmoid/o-**：乙狀結腸有關，搭配字首、字尾或字根成為下列術語字例：
   protosigmoidoscopy　直腸乙狀結腸鏡檢查
   sigmoidectomy　乙狀結腸切除術

（四）結合字母(Combining Vowels)

　　當一個單字中有一個母音連結字尾、字根時，此母音稱之為結合字母，常見的有：a、i、o。

1. myocardial：為心肌的之意，使用結合字母為"o"。

2. retinopathy：為視網膜病變之意，使用結合字母為"o"。

3. abdminoscopy：為腹腔鏡檢查之意，使用結合字母為"o"。

當你讀到一個陌生的英文醫護術語時，請試著從字尾開始分析此術語的意思，若有字首的話則再分析字首的部分，最後再分析字根的意思，舉例來說，"leukocytopenia"，"-penia"是「減少」的意思，"leuk/o"是「白」的意思，"cyt/o"則是指「細胞」，所以這個術語"leukocytopenia"的意思為「白血球減少症」。

1-2 常見字首、字尾、字根與字例

MEDICAL TERMINOLOGY

字首、字尾、字根	意義	字例、音標	中譯
a-, an-	沒有、無	anemia [əˊnimɪə]	貧血
		apnea [æpˊnɪə]	呼吸暫停
ab-	遠離、分離	abduction [æbˊdʌkʃən]	外展作用
		abnormal [əbˊnɔrməl]	異常的
abdomin/o-	腹部	abdominal [æbˊdamɪnl]	腹部的
		abdominoscopy [æb.daməˊnaskəpɪ]	腹腔鏡檢查
acro-	肢、肢端	acroarthritis [.ækrəarˊθraɪtɪs]	肢端關節炎
		acrocyanosis [əkrə.saɪəˊnosɪs]	四肢發紺
ad-	近、向…靠近	adduction [əˊdʌkʃən]	內收作用
aden/o-★	腺	adenitis [.ædəˊnaɪtɪs]	腺炎
		adenomyoma [.ædɪnomaɪˊomə]	腺肌瘤
albumin-	白蛋白	albuminemia [æl.bjumɪˊnimɪə]	白蛋白血症

字首、字尾、字根	意義	字例、音標	中　譯
-algia	痛	analgia [ə'næld͡ʒɪə]	痛覺缺失
		gasteralgia [gæstə'ræld͡ʒɪə]	胃痛
ambi-★	雙	ambilateral [.æmbə'lætərəl]	雙側的
		ambiopia [.æmbɪ'opɪə]	複視
amnio-	羊膜的	amniocentesis [.æmnɪosɛn'tisɪs]	羊膜穿刺術
ambly-	遲鈍、不足	amblyaphia [.æmblɪ'æfɪə]	觸覺遲鈍
		amblyopia [.æmblɪ'opɪə]	視覺遲鈍；弱視
ana-	向上、向後、過度、再次	anabole [ə'næbəlɪ]	反胃
andro-	男	androgen ['ændrəd͡ʒɪn]	雄性素
		androgyneity [.ændrəd͡ʒ'nɛɪtɪ]	男性女子化
angi/o	血管	angiitis [.ænd͡ʒɪ'aɪtɪs]	血管炎
		angiography [.ænd͡ʒɪ'agrəfɪ]	血管攝影術
aniso-	不等	anisopia [.ænɪ'sapɪə]	兩眼視力不等
anomal/o-	異常、不規則	anomalism [ə'naml̩.ɪzəm]	反常；異常
		anomaloscope [ə'naməl.əskop]	色盲檢測器
ankylo-	粘連	ankylodactylia ['æŋkɪlədæk'tɪlɪə]	指（趾）粘連
		ankylosis [æŋkə'losɪs]	關節粘連

字首、字尾、字根	意義	字例、音標	中 譯
ano-	肛門	anoscope [ˈenəˌskop]	肛門鏡
ante-	前面	anteflexion [ˌæntɪˈflɛkʃən]	前屈
anti-	對抗、反、阻	antibiotic [ˌæntɪbaɪˈatɪk]	抗生素
		antibody [ˈæntɪˌbadɪ]	抗體
antro-	竇、腔	antronalgia [ˌæntrənˈældʒɪə]	上頜竇痛
apo-	化、離	apopsychia [ˌæpəˈsaɪkɪə]	昏厥；失神
		apositia [ˌæpəˈsɪʃɪə]	厭食症
append/ic-	闌尾	appendectomy [ˌæpənˈdɛktəmɪ]	闌尾切除術
		appendicitis [əˌpɛndɪˈsaɪtɪs]	闌尾炎
arteri/o-	動脈	arteritis [ˌɑrtəˈraɪtɪs]	動脈炎
		arteriosclerosis [arˌtɪrɪəskləˈrosɪs]	動脈硬化
arthr/o-	關節	arthrosclerosis [ˌɑrθrəskləˈrosɪs]	關節僵硬
		arthritis [arˈθraɪtɪs]	關節炎
aspir-	吸入	aspiration [ˌæspəˈreʃən]	吸引術；抽吸
asphyxi-	窒息	neonatal asphyxia [ˌnioˈnetl æsˈfɪksɪə]	新生兒窒息
audi/o-	聽力	audiometry [ˌɔdɪˈamɪtrɪ]	聽力測驗
		audiphone [ˈɔdɪˌfon]	助聽器

字首、字尾、字根	意義	字例、音標	中　譯
auto-	自己、自體	autoimmunity [ˌɔtoɪˈmjunətɪ]	自體免疫
bi-★	二、雙	biceps [ˈbaɪsɛps]	二頭肌
		bilateral [baɪˈlætərəl]	兩側的
bio-★	生命、生物	biology [baɪˈalədʒɪ]	生物學；生態學
		biopsy [ˈbaɪɑpsɪ]	活體組織切片檢查
blast- -blast	胚	blastoma [blæsˈtomə]	胚細胞瘤
		erythroblast [ɪˈrɪθrəˌblæst]	母紅血球；胚紅血球
brady-	徐緩、遲鈍、緩慢	bradycardia [ˌbrædɪˈkardɪə]	心搏徐緩
bronch/o-	支氣管	bronchitis [braŋˈkaɪtɪs]	支氣管炎
		bronchoscope [ˈbraŋkəskop]	支氣管鏡
carcino-★	癌	carcinogen [karˈsɪŋədʒən]	致癌物
cardi/o- -cardia	心臟	miocardia [ˌmaɪəˈkardɪə]	心收縮期
		cardiomegaly [ˌkardɪəməˈgelɪ]	心臟肥大
caud/o-	尾端	caudocephalad [ˌkɔdəˈsɛfələd]	從尾向頭側
-cele	膨出、凸出	cephalocele [ˈsɛfələˌsil]	腦膨出
-centesis	穿刺術	nephrocentesis [ˌnɛfrəsɛnˈtisɪs]	腎穿刺術
cephal/o-	頭、腦	cephalalgia [ˌsɛfəlælˈdʒɪə]	頭痛
		cephalohematoma [ˌsɛfələˌhiməˈtomə]	頭血腫

字首、字尾、字根	意義	字例、音標	中　譯
cerebr/o-★	腦	cerebral hemorrhage [ˈsɛrəbrəl ˈhɛmərɪdʒ]	腦出血
cervic/o-	頸	cervicitis [͵sɝvɪˈsaɪtɪs]	子宮頸炎
		cervicotomy [͵sɝvɪˈkatəmɪ]	子宮頸切開術
chloro-	綠、氯	chloropenia [͵klɔrəˈpɛnɪə]	氯缺乏
cholangio-	膽管	cholangiocarcinoma [͵kələndʒɪə͵karsɪˈnomə]	膽管癌
cholecyst-	膽囊	cholecystitis [͵koləsɪsˈtaɪtɪs]	膽囊炎
choledoch/o-	總膽管	choledochectomy [͵kolɛdəˈkɛktəmɪ]	總膽管切除術
		choledochus [koˈlɛdəkəs]	總膽管
		choledochogastrostomy [͵kolɛdakogæsˈtrastəmɪ]	總膽管胃造口吻合術
chol/o-	膽	cholesterol [kəˈlɛstə͵rol]	膽固醇
		chololithiasis [͵kololɪˈθaɪəsɪs]	膽石病
chondro-	軟骨	chondroarthritis [͵kandrəarˈθraɪtɪs]	軟骨關節炎
		chondroblastoma [͵kandrəblæsˈtomə]	軟骨瘤
chorio-	絨毛膜	choriocarcinoma [͵korɪə͵karsɪˈnomə]	絨毛膜癌
chromo-	色	chromocyte [ˈkroməsaɪt]	色素細胞；呈色細胞
		chromosome [ˈkromə͵som]	染色體
circum-	周圍、環繞	circumcision [͵sɝkəmˈsɪʒən]	包皮環割術

字首、字尾、字根	意義	字例、音標	中　譯
cleido-	鎖骨	cleidotomy [klaɪˈdatəmɪ]	鎖骨切開術
-coccus	球菌屬	*streptococcus* [ˌstrɛptəˈkakəs]	鏈球菌屬
		staphylococcus [ˌstæfɪləˈkakəs]	葡萄球菌屬
col/o-★ colon/o-★	結腸、大腸	colitis [koˈlaɪtɪs]	結腸炎
		colofixation [ˌkoləfɪkˈseʃən]	結腸固定術
		coloncancer [kolənˈkænsɚ]	大腸癌
		colonoscopy [ˌkolənaˈskəpɪ]	結腸鏡檢查
colp-	陰道	colpooplasty [ˈkalpəˌplæstɪ]	陰道成形術
		colpocele [ˈkalpəsil]	陰道脫垂
con-	合、同	congestive heart failure [kænˈdʒɛstɪv hart ˈfeljɚ]	充血性心衰竭
condyl-/ - condyl	髁	condylectomy [ˌkandɪlˈɛktəmɪ]	髁切除術
		epicondyle [ˌɛpəˈkandaɪl]	上髁
contra-	對抗	contraindication [ˌkantrəˌɪndəˈkeʃən]	禁忌
corne-	角膜	corneitis [ˌkɔrnɪˈaɪtɪs]	角膜炎
cox-	髖關節	coxarthritis [kaksarˈθraɪtɪs]	髖關節炎
		coxodynia [ˌkaksəˈdɪnɪə]	髖關節痛
cranio-	顱	cranioplasty [ˈkrenɪəˌplæstɪ]	顱骨成形術
		craniotomy [ˌkrenɪˈatəmɪ]	顱骨切開術

字首、字尾、字根	意義	字例、音標	中 譯
cry/o-	冷	cryalgesia [ˌkaɪəlˈʤiзə]	冷痛
		cryotherapy [ˌkraɪəˈθɛrəpɪ]	冷凍療法
cyan/o-	青色、紺色	cyanemia [ˌsaɪəˈnimɪə]	氰血症
		cyanosis [ˌsaɪəˈnosɪs]	發紺
cyclo-	睫狀體	cyclodialysis [ˌsaɪklədaɪˈælɪsɪs]	睫狀體分離術
		cyclopentolate [ˌsaɪkləˈpɛntəlet]	散瞳劑
cyst/o-	囊、膀胱	cystitis [sɪsˈtaɪtɪs]	膀胱炎
		cystoscopy [sɪsˈtaskəpɪ]	膀胱鏡檢查
-cyte, cyto-	細胞	lymphocyte [lɪmˌfəsaɪt]	淋巴球
		cytoma [saɪˈtomə]	細胞瘤
dacryo-	淚	dacryoadenitis [ˌdækrɪəˌædəˈnaɪtɪs]	淚腺炎
dactylo-	指（趾）	dactylosymphysis [ˌdæktɪləˈsɪmfəsɪs]	併指（趾）畸形
de-	去、脫、變	defibrillation [dɪˌfaɪbrəˈleʃən]	去纖維震顫術
		dehydration [ˌdihaɪˈdreʃən]	脫水
dent/i-	牙齒	dentalgia [dɛnˈtældзɪə]	牙痛
		dentist [ˈdɛntɪst]	牙醫
dermat-,★ dermo-★	皮膚	dermatitis [ˌdɜməˈtaɪtɪs]	皮膚炎
		dermoid [ˈdɜmɔɪd]	皮樣囊腫

字首、字尾、字根	意義	字例、音標	中 譯
di-★	雙、兩次	diplopia [dɪˈplopɪə]	複視
dia-, -dia	通過、徹底、完全	diameter [daɪˈæmɪtə] hemodialysis [ˌhimədaɪˈælɪsɪs]	直徑 血液透析
dis-	偏離、分開	disability [ˌdɪsəˈbɪlətɪ]	殘障；失能
dors/i/o -	背	dorsalgia [dɔrˈsældʒɪə] dorsiflexion [ˌdɔrsɪˈflɛkʃən] dorsodynia [ˌdɔrsəˈdɪnɪə]	背痛 背屈 背神經痛
duoden/o-	十二指腸	duodenal ulcer [djuəˈdinəl ˈʌlsɚ] duodeno-jejunostomy [ˈdjuədinə-dʒɛdʒjuˈnastəmɪ]	十二指腸潰瘍 十二指腸空腸造口吻合術
-dynia	疼痛	cephalodynia [ˌsɛfələˈdɪnɪə] gastrodynia [ˌgæstrəˈdɪnɪə]	頭痛 胃痛
dys-★	困難、不良、痛、障礙	dysmenorrhea [dɪsˈmɛnɔrɪə] dyspnea [ˈdɪspnɪə]	月經困難 呼吸困難
ec/to-	外側、異位	ecdemic [ɛkˈdemɪk] ectopic pregnancy [ɛkˈtapɪk ˈprɛgnənsɪ]	外來的 異位妊娠；子宮外孕
-ectasia	擴張	brochiectasia [braŋkɪɛkˈtezə] gastrectasia [ˌgæstrɛkˈtezə]	支氣管擴張症 胃擴張

字首、字尾、字根	意義	字例、音標	中　譯
-ectomy	切除術	thrombectomy [θram'bɛktəmɪ]	血栓切除術
		tonsillectomy [ˌtɑnsɪ'lɛktəmɪ]	扁桃腺切除術
electro-★	電	electrotherapy [ɪˌlɛktro'θɛrəpɪ]	電療法
		electrolyte [ɪˌlɛktrəlaɪt]	電解質
-emesis	吐	hematemesis [ˌhimə'tɛməsɪs]	吐血
		hyperemesis [ˌhaɪpə'ɛmɪsɪs]	劇吐
-emia	血液疾病	erythremia [ˌɛrɪ'θrimɪə]	紅血球過多症
		uremia [ju'rimɪə]	尿毒症
encephal/o-	腦	encephalitis [ɛnˌsɛfə'laɪtɪs]	腦炎
		encephaloma [ɛnsɛfə'lomə]	腦瘤
endo-	內…、內在	endocrine ['ɛndəˌkraɪn]	內分泌
		endoscope ['ɛndoskop]	內視鏡
ente/r/ro-	腸	entembole ['ɛntəmbol]	腸套疊
		enteritis [ɛntə'raɪtɪs]	腸炎
		enterogastritis [ˌɛntərəgæs'traɪtɪs]	腸胃炎
ento-	內、內側	entocranial [ˌɛntə'krenɪəl]	顱內
		entorrhagia [ˌɛntə'redʒɪə]	內出血

字首、字尾、字根	意義	字例、音標	中　譯
epi-	上、在上、在外	epidural [ˌɛpəˈdjurəl] epinephrine [ˌɛpəˈnɛfrɪn]	硬膜外的 腎上腺素
erythe-, erythro-	紅	erythrocytosis [ɪˌrɪθrəsaɪˈtosɪs]	紅血球增多症
esophag/o-★	食道	esophagitis [ɪˌsafəˈdʒaɪtɪs] esophagography [ɪˌsafəˈgagrəfɪ]	食道炎 食道攝影術
-esthesia	感覺、知覺	anesthesia [ˌænəsˈθiʒə] hypesthesia [ˌhaɪpɛsˈθiʒə]	麻醉（法） 感覺遲鈍；麻木
ex-	除去、除外、剖開	excision [ɪkˈsɪʒən] exhalation [ɛkshəˈleʃən]	切除術 吐氣
extra-	外、額外	extracellular [ɛkstrəˈsɛlulə] extradural [ɛkstrəˈdjurəl]	細胞外的 硬膜外的
femor/o-	股	femoral artery [ˈfɛmərəl ˈartərɪ] femorocele [ˈfemərəˌsil]	股動脈 股疝氣
fibr/o-	纖維	fibrillation [ˌfaɪbrɪˈleʃən] fibroma [faɪˈbromə]	纖維顫動 纖維瘤
fore-	前面、前的	forearm [ˈforarm]	前臂

字首、字尾、字根	意義	字例、音標	中 譯
gaster-,★ gastr/o-★	胃	gasteralgia [gæstəˈrældʒɪə]	胃痛
		gastrectomy [gæsˈtrɛktəmɪ]	胃切除術
		gastroscope [ˈgæstrəˌskop]	胃鏡
gingiv/o-	牙齦	gingivitis [ˌdʒɪndʒəˈvaɪtɪs]	牙齦炎
		gingivoplasty [ˈdʒɪndʒəvəˌplæstɪ]	牙齦修補術
gloss/o-	舌	glossitis [glasˈaɪtɪs]	舌炎
		glossocele [ˈglasəsil]	舌膨大
gluco-	糖、葡萄糖	glucose [ˈglukos]	葡萄糖
gly/co-	糖、醣	glycemia [glaɪˈsɛmɪə]	血糖過多
		glycogen [ˈglaɪkədʒən]	肝醣
-gram	影像、圖像	electrocardiogram [ɪˌlɛktrəˈkardɪəˌgræm]	心電圖
		electromyogram [ɪˌlɛktrəˈmaɪəˌgræm]	肌電圖
-graphy	記錄、攝（顯）影術	pyelography [ˌpaɪəˈlagrəfɪ]	腎盂攝影術
		hysterosalpingography [ˌhɪstərəˌsælpɪŋˈgagrəfɪ]	子宮輸卵管攝影術
gynec/o-	雌、婦女	gynecatoptron [gɪnəkəˈtaptrən]	陰道鏡
		gynecology [gɪnɪˈkalədʒɪ]	婦科

字首、字尾、字根	意義	字例、音標	中　譯
hema-,★ hemo-★ hemat/o-★	血	hemacelinosis [hɛməsɪlɪˊnosɪs]	血瘢病
		hemorrhoid [ˊhɛmərɔɪd]	痔瘡
		hematuria [͵himəˊtjurɪə]	血尿
		hematolysis; hemolysis [͵himəˊtaləsɪs]; [hɪˊmalɪsɪs]	溶血
hemangio-	血管	hemangioma [hɛmənʤɪˊomə]	血管瘤
		hemangiofibroma [hə͵mænʤɪəfaɪˊbromə]	血管纖維瘤
hemi/o-★	一半	hemiplegia [͵hɛmɪˊpliʤɪə]	單側癱瘓
		hemiopia [͵hɛmɪˊopɪə]	偏盲；半盲
hepat/o-★	肝	hepatectomy [͵hɛpəˊtɛktəmɪ]	肝切除術
		hepatocirrhosis [͵hɛpətosɪˊrosɪs]	肝硬化
		hepatoma [͵hɛpəˊtomə]	肝細胞瘤；肝癌
herni/o-	疝	hernia [͵hɝnɪə]	疝氣
		herniorrhaphy [͵hɝnɪˊɔrəfɪ]	疝氣縫合術
hetero-	不同的	heterogeneous [͵hɛtərəˊʤinɪəs]	異種
		heterosexual [͵hɛtərəˊsɛkʃʊəl]	異性戀
hidro-	汗	hidrosis [haɪˊdrosɪs]	多汗症
		hidrosadenitis [͵haɪdrasædəˊnaɪtɪs]	汗腺炎

字首、字尾、字根	意義	字例、音標	中　譯
homo-	相同	homosexual [ˌhomə´sɛkʃuəl]	同性戀
		homograft [´homəgræft]	自體移植
hydro-	液體	hydrocephalus [ˌhaɪdrə´sɛfələs]	腦積水；水腦
		hydronephrosis [ˌhaɪdrənɪ´frosɪs]	腎盂積水
hyper-	過高、過度、過多、亢進	hyperglycemia [ˌhaɪpəglaɪ´simɪə]	高血糖
		hypertension [ˌhaɪpə´tɛnʃən]	高血壓
hypo-	過少、減退、遲鈍、不全	hypoesthesia [ˌhaɪpoɛs´θiʒə]	感覺遲鈍
		hypoglycemia [ˌhaɪpoglaɪ´simɪə]	低血糖
hyster/o	子宮	hysterectomy [ˌhɪstə´rɛktəmɪ]	子宮切除術
		hysteroptosis [ˌhɪstərap´tosɪs]	子宮下垂
ile/o-	迴腸	ileus [´ɪlɪəs]	腸阻塞
		ileostomy [ˌɪlɪ´ostəmɪ]	迴腸造口術
in-	不足、不能、內	inadequacy [ɪn´ædəkwəsɪ]	官能不足；機能不全
infer/o-	在…之下	inferior caval vein [ɪn´fɪrɪə ´kævəl ven]	下腔靜脈
		inferocostal [ɪnfərə´kastəl]	肋骨下
infra-	在…之下	inframammary [ˌɪnfrə´mæmərɪ]	乳房下的
		infrapubic [ɪnfrə´pubɪk]	恥骨下的

字首、字尾、字根	意義	字例、音標	中　譯
inguin-	腹股溝	inguinal hernia [ˈɪŋgwɪnl̩ ˈhɝnɪə]	腹股溝疝氣
		inguinodynia [ˌɪŋgwɪnəˈdɪnɪə]	腹股溝痛
inter-	之間、交互	intercellular [ˌɪntɚˈsɛljələ]	細胞間的
		intervertebral [ˌɪntɚˈvɝtəbrəl]	椎間的
intra-	內、 在…之內	intraarterial [ˌɪntrəarˈtɪrɪəl]	動脈內的
intro-	入內、在內	introflexion [ˌɪntrəˈflɛkʃən]	內曲；內彎
		introsusception [ˌɪntrəsʌsˈsɛpʃən]	腸套疊
iso-	相等	isocoria [ˌaɪsoˈkorɪə]	瞳孔等大
		isotonic [ˌaɪsəˈtanɪk]	等張的；等滲的
-itis	炎症	gastritis [gæsˈtraɪtɪs]	胃炎
		laryngitis [ˌlærɪnˈdʒaɪtɪs]	喉炎
juxta-	近	juxtaglomerular [dʒʌkstəgləˈmɛrular]	近腎絲球的
kerat/o-	角膜	keratitis [ˌkɛrəˈtaɪtɪs]	角膜炎
		keratopathy [ˌkɛrətəˈpəθɪ]	角膜病變
keto-	酮	ketoacidosis [ˌkitoˌæsɪˈdosɪs]	酮酸中毒
		ketonuria [ˌkitoˈnjurɪə]	酮尿
kinesi/o-	移動、運動	kinesimeter [kɪnɪˈsɪmɪtɚ]	運動測量器
		kinesiology [kɪnɪsɪˈaləʤɪ]	人體運動學

字首、字尾、字根	意義	字例、音標	中　譯
lapar/o-	腹	laparacele [ˈlæpərəsil]	腹壁疝
		laparoscope [ˈlæpəroˌskop]	腹腔鏡
		laparotomy [ˌlæpəˈratəmɪ]	剖腹術
laryng/o-	喉	laryngalgia [ˌlærɪnˈgældʒɪə]	喉痛
		laryngitis [ˌlærɪnˈdʒaɪtɪs]	喉炎
later/o-	側	lateroflexion [læterəˈflekʃən]	側屈
		lateral ventricle [ˈlætərəl ˈvɛntrɪkl]	側室
leuk/o-	白	leukocyte [ˈlukəsaɪt]	白血球
lingu/o-	舌	lingula [ˈlɪŋgjulə]	小舌
		linguopapillitis [ˌlɪŋgwoˈpæpɪˈlaɪtɪs]	舌乳頭炎
lipo-	脂肪	liposuction [lɪpəˈsʌkʃən]	抽脂
-lith,-lith-, lith/o-	石	amygdalolith [əˈmɪgdələlɪθ]	扁桃體結石
		lithaemia [ˈlɪθimɪə]	石血症（尿酸血症）
		lithotripsy [ˈlɪθəˌtrɪpsɪ]	碎石術
-logy	學科	pathology [pəˈθɑlədʒɪ]	病理學
lumbo-	腰	lumbago [lʌmˈbego]	腰痛
		lumbar puncture [ˈlʌmbə ˈpʌŋktʃə]	腰椎穿刺術

字首、字尾、字根	意義	字例、音標	中　譯
lymph/o-★	淋巴	lymphemia [lɪmˊfɛmɪə]	淋巴性白血病
		lymphoblast [lɪmfoˊblæst]	淋巴母細胞
-lysis	分開、分離、溶解	glycolysis [glaɪˊkaləsɪs]	醣解作用
		hydrolysis [haɪˊdralɪsɪs]	水解
macro-	巨大、大	macromania [ˌmækrəˊmænɪə]	誇大妄想
		macromastia [ˌmækroˊmæstɪə]	巨乳症
mal-	不良、惡劣	maldigestion [ˌmældaɪˊdʒɛstʃən]	消化不良
		malignant [məˊlɪgnənt]	惡性的
mamm/o-, mast/o-	乳房、乳腺	mammectomy [məˊmɛktəmɪ]	乳房切除術
		mammography [mæˊmagrəfɪ]	乳房攝影術
		mastitis [ˌmæsˊtaɪtɪs]	乳腺炎
		mastoplasty [ˊmæstəˊplæstɪ]	乳房成形術
mega/ l/lo-	巨型、增大	megacolon [ˌmɛgəˊkolən]	巨結腸
		megalgia [mɛgˊældʒɪə]	劇痛
		megalocyte [ˊmɛgəloˌsaɪt]	巨紅血球
-megaly	增大	splenomegaly [ˌsplinoməˊgelɪ]	脾腫大
melano-	黑	melanoma [ˌmɛləˊnomə]	黑色瘤
		melanosis [ˌmɛləˊnosɪs]	黑色素沉著症

字首、字尾、字根	意義	字例、音標	中　譯
mening/o-	腦膜	meningitis [ˌmɛnɪnˊdʒaɪtɪs]	腦膜炎
		meningocele [məˊnɪŋgosil]	腦脊髓膜膨出
meno-	月經	menopause [ˊmɛnəˌpɔz]	停經
meso-	中間	mesocephalon [ˌmɛsoˊsɛfələn]	中腦
meta-	改變、轉移	metabasis [məˊtæbəsɪs]	轉移
		metabolism [məˊtæblɪzm]	新陳代謝
-meter	測量…… 的儀器	spirometer [spaɪˊramɪtə]	肺量計
		thermometer [θəˊmamɪtə]	溫度計
metr/o	子宮	metreurysis [mɪtruˊrɪsɪs]	子宮頸擴張術
		metroptosis [ˌmɪtropˊtosɪs]	子宮脫垂
micro-★	小	microsomia [ˌmaɪkroˊsomɪə]	侏儒
		microscope [ˊmaɪkrəˌskop]	顯微鏡
mono-★	單	monococcus [ˌmanəˊkakəs]	單球菌
		monocyte [ˊmanəsaɪt]	單核球
muco-	黏液、黏膜	mucocele [ˊmjukosil]	黏液囊腫
		mucoenteritis [ˌmjukoɛntəˊraɪtɪs]	黏液性腸炎； 卡他性腸炎
multi-★	多、多數	multipara [mʌlˊtɪpələ]	經產婦
		multiple fracture [ˊmʌltəpl̩ ˊfræktʃuə]	多處骨折

字首、字尾、字根	意義	字例、音標	中　譯
myel/o-	骨髓、脊髓	myelitis [ˌmaɪəˈlaɪtɪs]	脊髓炎
		myeloma [maɪəˈlomə]	骨髓瘤
my/o-	肌肉	myatrophy [maɪˈætrəfɪ]	肌萎縮
		myoma [maɪˈomə]	肌瘤
narco-	麻木、昏迷、麻醉	narcolepsy [ˈnarkəˌlɛpsɪ]	麻醉樣昏睡；發作性嗜睡症
naso-	鼻	nasopharyngeal carcinoma [ˌnezəfəˈrɪndʒɪəl ˌkarsɪˈnomə]	鼻咽癌
		nasosinusitis [ˌnezəˌsaɪnjəˈsaɪtɪs]	鼻竇炎
necr/o-	壞死	necrencephalus [ˌnɛkrɛnˈsɛfələs]	腦壞死
		necrosis [nəˈkrosɪs]	壞死
neo-	新	neoplasm [ˈnioplæzm̩]	新生物；贅瘤
nephr/o-★	腎	nephrectomy [nəˈfrɛktəmɪ]	腎切除術
		nephrohydrosis [nɛfrəhaɪˈdrosɪs]	腎水腫
neur/o★	神經	neuralgia [njuˈrældʒɪə]	神經痛
		neuromyelitis [ˌnjuroˌmaɪəˈlaɪtɪs]	神經髓質炎
noct-	夜間	nocturia [nakˈtjurɪə]	夜尿
oligo-	過少、缺乏	oligohydramnios [ˌʌləgohaɪˈdræmnɪəs]	羊水過少
		oliguria [ˌʌləˈgjurɪə]	少尿

字首、字尾、字根	意義	字例、音標	中　譯
-oma★	腫瘤	lymphoma [lɪmˈfomə]	淋巴瘤
		lipoma [lɪpˈomə]	脂肪瘤
omphal/o-	臍	omphalitis [ˌɑmfəˈlaɪtɪs]	臍炎
		omphalocele [ˈɑmfələˌsil]	臍膨出
onco-★	腫瘤、癌	oncogene [ˌɑnkəˈgin]	癌基因
		oncology [ɑnˈkɑlədʒɪ]	腫瘤學
oophor/o-	卵巢	oophoritis [ˌoəfəˈraɪtɪs]	卵巢炎
ophthalmo-	眼	ophthalmoscope [ɑfˈθælməˌskop]	眼底鏡
-opia	眼、視力、視覺	myopia [maɪˈopɪə]	近視
		hyperopia [ˌhaɪpəˈopɪə]	遠視
orchi/d/do-	睪丸	orchitis [ɔrˈkaɪtɪs]	睪丸炎
		orchidectomy [ˌɔrkəˈdɛktəmɪ]	睪丸切除術
		orchidopexy [ˈɔrkɪdəˌpɛksɪ]	睪丸固定術
-osis	病、病態	psychosis [saɪˈkosɪs]	精神病
ost/e/eo-	骨	ostarthritis [ˌɑstarˈθraɪtɪs]	骨關節炎
		osteitis [ˌɑstɪˈaɪtɪs]	骨炎
		osteoporosis [ˌɑstɪəpəˈrosɪs]	骨質疏鬆症

字首、字尾、字根	意義	字例、音標	中　譯
-ostomy★	造口術、吻合術	colostomy [kəˈlastəmɪ]	結腸造口術
		tracheostomy [ˌtrekɪˈastəmɪ]	氣管造口術
ot/o-	耳	otitis medium [əˈtaɪtɪs ˈmɛdɪəm]	中耳炎
		otophone [ˌotəfon]	助聽器
-otomy	切開術	gastrotomy [gæsˈtratəmɪ]	胃切開術
ovari/o-	卵巢	ovarian cyst [oˈvɛrɪən sɪst]	卵巢囊腫
		ovariocyesis [oˌvɛrɪosaɪˈisɪs]	卵巢妊娠
pancreat/o-	胰臟	pancreatitis [ˌpænkrɪəˈtaɪtɪs]	胰臟炎
		pancreatoduodenostomy [ˌpænkrɪətəˌdjuədiˈnastəmɪ]	胰十二指腸吻合術
para-★	旁、副、下、離	paralysis [pəˈræləsɪs]	麻痺；癱瘓
		paraortic [ˌpæreˈɔrtɪk]	主動脈旁的
-pathy	病	nephropathy [nəˈfrapəθɪ]	腎病變
pedia-	兒童	pediatrics [ˌpidɪˈætrɪks]	小兒科
pelvi/o	骨盆	pelvic [ˈpɛlvɪk]	骨盆的
		pelvioplasty [ˈpɛlvɪəˌplæstɪ]	骨盆成形術
-penia	缺乏、減少	erythrocytopenia [ɪˌrɪθrəˌsaɪtəˈpinɪa]	紅血球減少
		leukocytopenia [ˌlukəˌsaɪtəˈpinɪa]	白血球減少

字首、字尾、字根	意義	字例、音標	中 譯
-pepsia	消化	dyspepsia [dɪsˈpɛpsɪə]	消化不良
peri-	周圍	periodontosis [ˌpɛrɪədanˈtosɪs]	牙周病
		periostitis [ˌpɛrɪəˈstaɪtɪs]	骨膜炎
periton/e/eo-	腹膜	peritonitis [ˌpɛrətəˈnaɪtɪs]	腹膜炎
		peritonealgia [ˌpɛrɪˌtoniˈældʒɪə]	腹膜痛
		peritoneocentesis [ˌpɛrɪˌtoniosɛnˈtisɪs]	腹膜穿刺術
-pexy	固定術	uteropexy [ˈjutərəˌpɛksɪ]	子宮固定術
		tracheopexy [ˈtrekɪəˌpɛksɪ]	氣管固定術
-phagia	吃	dysphagia [dɪsˈfedʒɪə]	吞嚥困難
		bradyphagia [brædɪˈfedʒɪə]	慢食癖
pharyng/o	咽	pharyngitis [ˌfærɪnˈdʒaɪtɪs]	咽炎
		pharyngotonsillitis [fəˌrɪŋgəˌtansəˈlaɪtɪs]	咽扁桃腺炎
-phasia	言語	aphasia [əˈfeʒə]	失語症
		dysphasia [dɪsˈfeʒə]	言語困難
phleb/o-	靜脈	phlebeurysma [ˌflebjuəˈrizmə]	靜脈曲張
		phlebothrombosis [ˌflebəθramˈbosɪs]	靜脈栓塞
-phobia*	恐懼	hydrophobia [ˌhaɪdrəˈfobɪə]	恐水症；狂犬病
		photophobia [ˌfotəˈfobɪə]	畏光

字首、字尾、字根	意義	字例、音標	中　譯
phon-, -phon	聲音	aphonia [eˈfonɪə]	失音症
		phonocardiogram [ˌfonəˈkardɪogræm]	心音圖
photo-	光	photopsia [foˈtapsɪə]	光幻視
		phototherapy [ˌfotəˈθɛrəpɪ]	光線療法
-plasty	修復術、 成形術、 造形術	rhinoplasty [ˈraɪnəˌplæstɪ]	鼻成形術
-plegia	癱瘓、麻痺	hemiplegia [ˌhɛmɪˈpliʤɪə]	單側癱瘓
		paraplegia [ˌpærəˈpliʤɪə]	下身麻痺；截癱
pleur/o-	胸膜、肋膜	pleural effusion [ˈplurəl ɪˈfjuʒən]	胸膜滲出液
		pleurocentesis [ˌplurəsɛnˈtisɪs]	胸膜穿刺術
pneumo/n-★	肺	pneumonectasia [ˌnjumənɛkˈteʒə]	肺氣腫
		pneumonia [njuˈmonɪə]	肺炎
poly-	很多	polydipsia [ˌpalɪˈdɪpsɪə]	劇渴
		polyuria [ˌpalɪˈjurɪə]	多尿
post/er-	後	posteroanterior [ˌpastəroænˈtɪrɪə]	從後到前
		postesophageal [ˌpostɪˌsafəˈʤɪəl]	食道後的
pre-	前、 在…之前	preeclampsia [priɪˈklæmpsɪə]	子癇前症
		premature [ˌpriməˈtʃur]	早產兒

字首、字尾、字根	意義	字例、音標	中　譯
primi-	首先、初次	primipara [praɪˈmɪpərə]	初產婦
pro-	前、在前	prognosis [praˈgnosɪs]	預後
		prolapse [prəˈlæps]	脫垂
proct/o	肛門、直腸	proctitis [prakˈtaɪtɪs]	直腸炎
		proctoscopy [prakˈtaskəpɪ]	直腸鏡檢查
prostat-	前列腺	prostate cancer [ˈprastet kænsə]	前列腺癌
		prostatectomy [ˌprastəˈtɛktəmɪ]	前列腺切除術
pseud/o-	假、偽	pseudarthrosis [ˌsjudarˈθrosɪs]	假關節
		Pseudomonas [ˌsjudoˈmonəs]	假單胞菌屬
psych/o-	精神、心理	psychoanalysis [saɪkəˈnælɪsɪs]	心理分析
-ptosis	脫出、下垂	gastroptosis [gæstrapˈtosɪs]	胃下垂
		hysteroptosis [ˌhɪstərapˈtosɪs]	子宮下垂
pyel/o-	腎盂	pyelectasia [ˌpaɪəlɛkˈteʒə]	腎盂擴張
		pyelonephritis [paɪəlonɪˈfraɪtɪs]	腎盂腎炎
pylor/o-	幽門	pylorectomy [ˌpaɪ.ləˈrɛktəmɪ]	幽門切除術
		pylorospasm [paɪˈlorəspæzm̩]	幽門痙攣
pyo-	膿	pyothorax [ˌpaɪəˈθoræks]	膿胸

字首、字尾、字根	意義	字例、音標	中　譯
pyr/o-	熱	pyrexia [paɪˈrɛksɪə]	發熱
		pyrotoxin [ˌpaɪrəˈtaksɪn]	熱毒素
re-★	反、後、再	recurrent [rɪˈkɜənt]	復發；再發
		regeneration [rɪˌdʒɛnəˈreʃən]	再生
rect/o-	直腸、肛門	rectal cancer [ˈrɛktəl ˈkænsə]	直腸癌
		rectocele [ˈrɛktəsil]	直腸脫出；脫肛
ren/o-★	腎	renal failure [ˈrinəl ˈfeljə]	腎衰竭
		renopathy [rɪˈnapəθɪ]	腎病變
retin/o-	視網膜	retinitis [rɛtɪˈnaɪtɪs]	視網膜炎
		retinopathy [ˌrɛtəˈnapəθɪ]	視網膜病變
retro-	後、在後	retrocervical [ˌrɛtrəˈsɜvɪkəl]	子宮頸後的
		retroperitoneum [ˌrɛtrəˌpɛrətəˈniəm]	後腹腔
rhin/o-	鼻	rhinitis [raɪˈnaɪtɪs]	鼻炎
		rhinorrhea [ˌraɪnəˈriə]	鼻漏；流鼻水
-rrhage, -rrhagia	出血、溢流	cystorrhagia [ˌsɪstəˈredʒɪə]	膀胱出血
		hemorrhage [ˈhɛmərɪdʒ]	出血
-rrhaphy	縫合術	perineorrhaphy [ˌpɛrənɪˈɔrəfɪ]	會陰縫合術

字首、字尾、字根	意義	字例、音標	中　譯
-rrhea	流出、分泌	diarrhea [ˌdaɪəˈriə]	腹瀉
-rrhexis	破裂	hysterorrhexis [ˌhɪstərəˈrɛksɪs]	子宮破裂
salpingo-	輸卵管	salpingorrhaphy [ˌsælpɪŋˈgɔrəfɪ]	輸卵管縫合術
-sclerosis	硬化	angiosclerosis [ˌændʒɪosklɪˈrosɪs] atherosclerosis [ˌæθəˈrosklɪˈrosɪs]	血管硬化 動脈粥狀硬化
-scope, -scopy	鏡、鏡檢	bronchoscopy [brɑŋˈkaskəpɪ] gastroscope [gæsˈtraskop]	支氣管鏡檢查 胃鏡
semi-★	一半	semicoma [ˌsɛmɪˈkomə] semiplegia [ˌsɛmɪˈplidʒɪə]	半昏迷 半身不遂
septic-, -septic	感染的、腐敗的	aseptic [eˈsɛptɪk] septicopyemia [ˌsɛptəkəpaɪˈimɪə]	無菌的 敗血膿毒症
sigmoid/o-	乙狀結腸	sigmoidoscopy [ˌsɪgmɔɪˈdaskəpɪ] sigmoidectomy [ˌsɪgmɔɪˈdɛktəmɪ]	乙狀結腸鏡檢查 乙狀結腸切除術
sino-, sinu-	竇	sinography [saɪˈnagrəfɪ] sinusitis [saɪnəˈsaɪtɪs]	竇攝影術 鼻竇炎
-spasm	痙攣	bronchospasm [ˈbrɑŋkəspæzm̩] neurospasm [ˈnjurəspæzm̩]	支氣管痙攣 神經性痙攣

字首、字尾、字根	意義	字例、音標	中　譯
splen/o-	脾	splenectomy [splɪˊnɛktəmɪ]	脾切除術
		splenomegalia [ˌsplinoməˊgelɪə]	脾腫大
spondyl/o-	脊椎	spondylitis [ˌspɑndɪˊlaɪtɪs]	脊椎炎
		spondylotomy [ˌspɑndɪˊlatəmɪ]	脊椎切開術
-stasis	鬱積、阻滯	hemostasis [ˌhiməˊstesɪs]	止血法
		lymphostasis [lɪmˊfastəsɪs]	淋巴滯留
sub-★	在…之下、不足	subdural hematoma [sʌbˊdjurəl hɛməˊtomə]	硬腦膜下血腫
		subnutrition [ˌsʌbnjəˊtrɪʃən]	營養不足
super-★	在…之上、過多	superactivity [ˌsjupərækˊtɪvətɪ]	活動過度
		superdural [ˌsupəˊdjurəl]	硬腦膜上的
supra-	在…之上	suprarenalectomy [ˌsjuprəˌrinəˊlɛktomɪ]	腎上腺切除術
		supramaxilla [ˌsjuprəmækˊsɪlə]	上頜骨
tachy-★	快速、急促	tachycardia [ˌtækɪˊkardɪə]	心搏過速
		tachypnea [ˌtækɪpˊnɪə]	呼吸急促
teno-	腱	tenositis [ˌtɛnəˊsaɪtɪs]	腱炎
-therapy★	治療、療法	chemotherapy [ˌkiməˊθɛrəpɪ]	化學療法
		psychotherapy [ˌsaɪkoˊθɛrəpɪ]	精神療法；心理治療

字首、字尾、字根	意義	字例、音標	中　譯
thermo-	熱、溫度	thermotherapy [ˌθɝməˈθɛrəpɪ]	熱療法
thorac/o-	胸、胸腔	thoracentesis [ˌθorəsɛnˈtisɪs]	胸腔穿刺術
		thoracotomy [ˌθorəˈkatəmɪ]	胸廓切開術； 開胸手術
thromb/o-	血凝塊、血栓	thrombembolia [ˌθrambəmˈbolɪə]	血栓性栓塞
		thrombosis [θramˈbosɪs]	血栓症
thyro/id-	甲狀腺	thyrocele [ˈθaɪrəˌsil]	甲狀腺腫
		thyroiditis [ˌθaɪrɔɪˈdaɪtɪs]	甲狀腺炎
tonsill/o-	扁桃腺	tonsillitis [ˌtansəˈlaɪtɪs]	扁桃腺炎
		tonsillocentesis [ˌtansələˈsɛntisɪs]	扁桃腺體穿刺術
trache/o-	氣管	tracheal tube [ˈtrekɪəl ˈtjub]	氣管內管
		tracheotomy [ˌtrekɪˈatəmɪ]	氣管切開術
trans-★	經由、穿、過	transduodenal [ˌtrænsdʒuəˈdinəl]	經十二指腸的
tri-★	三、三式、三倍	triceps [ˈtraɪsɛps]	三頭肌
		trigeminus [traɪˈdʒɛmənəs]	三叉神經
tympan/o-	鼓膜、鼓室、中耳	tympanitis [ˌtɪmpəˈnaɪtɪs]	鼓室炎；中耳炎
		tympanosclerosis [ˌtɪmpənəskləˈrosɪs]	鼓膜硬化症
uni-★	單、單一	unilateral [ˌjunəˈlætərəl]	單側的
		uniparental [ˌjunɪpəˈrɛntl̩]	單親的

字首、字尾、字根	意義	字例、音標	中　譯
ureter/o-	輸尿管	ureterography [juˌritəˈragrafɪ]	輸尿管攝影法
		ureterolithiasis [juˌritərələˈθaɪəsis]	輸尿管結石
urethra-, urethr/o-	尿道	urethralgia [ˌjurəˈθrældʒɪə]	尿道痛
		urethritis [ˌjurəˈθraɪtɪs]	尿道炎
		urethroplasty [juˈriθrəˌplæstɪ]	尿道成形術
-uria★	尿	anuria [ænˈjurɪə]	無尿
urin/o-	尿	urine [ˈjurɪn]	尿
		urinometry [ˌjurɪˈnamɪtrɪ]	尿比重測定法
uro-	泌尿	urography [juˈragrəfɪ]	尿道攝影術
		urobilin [ˌjurəˈbaɪlɪn]	尿膽素
uter/o-	子宮	uteritis(metritis) [ˌjutəˈraɪtɪs] [məˈtraɪtɪs]	子宮炎
		uteroscope [ˈjutərəˌskop]	子宮鏡
vagin/o-	陰道	vaginotomy [ˈvædʒəˈnatəmɪ]	陰道切開術
		vaginitis [ˌvædʒəˈnaɪtɪs]	陰道炎
vascul-, vaso-	血管、管	vasoligation [ˌvæsəlɪˈgeʃən]	輸精管結紮法
		vasculitis [ˌvæskjəˈlaɪtɪs]	血管炎；脈管炎

字首、字尾、字根	意義	字例、音標	中　譯
-ven，ven/o-	靜脈	endovenitis [ˌɛndəvɪˈnaɪtɪs]	靜脈內膜炎
		vena [ˈvinə]	靜脈
		venostasis [ˌvinəˈstesɪs]	靜脈鬱滯
ventri-	室	ventricle [ˈvɛntrəkl]	心室
		ventriculometry [vɛnˌtrɪkjəˈlamətrɪ]	腦室內壓測定法
xanth-	黃色	xanthelasma [ˌzænθɪˈlæzmə]	黃斑瘤
		xanthopia [zænˈθopɪə]	黃視症
xero-	乾燥	xerophthalmia [ˌzɪrəfˈθælmɪə]	乾眼症
		xerostomia [ˌzɪrəˈstomɪə]	口腔乾燥

腦力激盪 | EXERCISE

一、選擇題

1. cardi-意旨何種意義？(A)肺臟　(B)心臟　(C)腎臟　(D)肝臟

2. -ectomy 意旨何種意義？(A)切除　(B)切開　(C)造瘻口　(D)引流

3. lipo-意旨何種意義？(A)醣類　(B)蛋白質　(C)脂肪　(D)維生素

4. -rrhaphy 意旨何種意義？(A)切除　(B)整形　(C)引流　(D)縫合

5. duoden-意旨何種意義？(A)肛門　(B)結腸　(C)十二指腸　(D)胃

6. -esthesia 意旨何種意義？(A)感覺、知覺　(B)運動、反射
　(C)排泄、排除　(D)吐氣

7. splen-意旨何種意義？(A)肝臟　(B)膽囊　(C)脾臟　(D)胰臟

8. sub-意旨何種意義？(A)在…之上　(B)在…之下　(C)中位　(D)
　在…之前

9. lapar-意旨何種意義？(A)舌　(B)胸腔　(C)腹腔　(D)骨盆腔

10. multi-意旨何種意義？(A)單數　(B)雙數　(C)多數　(D)無

11. -penia 意旨何種意義？(A)減少　(B)過多　(C)出血　(D)壞死

12. mammo-意旨何種意義？(A)膀胱　(B)子宮　(C)小腸　(D)乳房

13. brady-意旨何種意義？(A)過快　(B)徐緩　(C)硬化　(D)軟化

14. nephro-意旨何種意義？(A)肝臟　(B)腎臟　(C)神經　(D)淋巴

15. lymph-意旨何種意義？(A)白血球　(B)紅血球　(C)血小板　(D)淋
　巴球

二、配合題

( ) 1. miocardia

( ) 2. nasopharyngeal carcinoma

( ) 3. choledochectomy

( ) 4. pneumonectasia

( ) 5. diplopia

( ) 6. arthritis

( ) 7. phlebeurysma

( ) 8. contraindication

( ) 9. angiosclerosis

( ) 10. semicoma

( ) 11. cholecystitis

( ) 12. osteoporosis

( ) 13. hepatocirrhosis

( ) 14. ketoacidosis

( ) 15. hematolysis

A. 膽囊炎

B. 禁忌

C. 半昏迷

D. 骨質疏鬆

E. 心收縮期

F. 酮酸中毒

G. 溶血

H. 鼻咽癌

I. 關節炎

J. 肺氣腫

K. 肝硬化

L. 靜脈曲張

M. 總膽管切除術

N. 血管硬化

O. 複視

三、填空題

英翻中

1. apnea _____

2. preeclampsia_____

3. endoscope _____

4. cyanosis_____

5. dorsalgia _____

6. hemodialysis _____

7. cervicitis_____

8. nephrocentesis _____

9. transfusion _____

10. tracheostomy _____

中翻英

1. 脫水 _____

2. 肺炎 _____

3. 腎盂攝影術 _____

4. 支氣管痙攣 _____

5. 尿毒症 _____

6. 纖維瘤 _____

7. 出血 _____

8. 高血壓 _____

9. 闌尾炎 _____

10. 近視 _____

 四、聽力測驗 掃描朗讀音檔

（聆聽「朗讀音檔」中的單字，並寫下答案）

1. a _____

2. a _____

3. c _____

4. d _____

5. h _____

6. h _____

7. i _____

8. l _____

9. l _____

10. p _____

解答

MEDICAL TERMINOLOGY

※選擇題

1.B   2.A   3.C   4.D   5.C   6.A   7.C   8.B   9.C   10.C

11.A   12.D   13.B   14.B   15.D

※配合題

1.(E)   2.(H)   3.(M)   4.(J)   5.(O)   6.(I)   7.(L)   8.(B)   9.(N)   10.(C)

11.(A)   12.(D)   13.(K)   14.(F)   15.(G)

※填空題

英翻中

1. 呼吸暫停

2. 子癇前症

3. 內視鏡

4. 發紺

5. 背痛

6. 血液透析

7. 子宮頸炎

8. 腎穿刺術

9. 輸血

10. 氣管造口術

中翻英

1. dehydration

2. pneumonia

3. pyelography

4. bronchospasm

5. uremia

6. fibroma

7. hemorrhage

8. hypertension

9. appendicitis

10. myopia

※ 聽力測驗

1. adenomyoma

2. appendectomy

3. cerebral hemorrhage

4. duodenal ulcer

5. hepatocirrhosis

6. hypertension

7. inguinal hernia

8. laparotomy

9. lymphoma

10. pancreatitis

CHAPTER **2**

病歷
常見用語

2-1 常見主訴

2-2 病史與身體評估

2-3 臨床檢查與檢驗

2-4 常見治療

2-5 護理記錄及技術

2-6 醫療單位及相關
　　人員

掃描

播放朗讀音檔

MEDICAL
TERMINOLOGY

編著｜羅惠敏、王雪娥

修訂｜王采芷、黃盈禎、王守玉

2-1 常見主訴

MEDICAL TERMINOLOGY

1. 神經系統症狀

字　彙	中　譯
dizziness; vertigo★ [ˈdɪzənɪʃ]; [ˈvɝtɪˏgo]	眩暈
fainting★ [ˈfentɪŋ]	頭昏；昏倒
headache★ [ˈhɛdˏek]	頭痛
syncope★ [ˈsɪŋkəpɪ]	昏厥

2. 心血管系統症狀

字　彙	中　譯
palpitation★ [ˏpælpəˈteʃən]	心悸
precordial oppression [prɪˈkɔrdɪəl əˈprɛʃən]	胸（心前部位）悶
precordial pain [prɪˈkɔrdɪəl pen]	胸（心前部位）痛
tachycardia★ [ˏtækɪˈkardɪə]	心搏過快
thrombophlebitis [ˏθramboflɪˈbaɪtɪs]	血栓靜脈炎

3. 呼吸系統症狀

字　彙	中　譯
chest pain★ [tʃɛst pen]	胸痛
cough★ [kɔf]	咳嗽
nasal obstruction★ [ˈnezl̩ əbˈstrʌkʃən]	鼻塞
sneeze★ [sniz]	打噴嚏

4. 腸胃道系統症狀

字　彙	中　譯
appetite diminish [ˈæpəˌtaɪt dəˈmɪnɪʃ]	食慾變差
change in bowel habit [tʃendʒ ɪn ˈbauəl ˈhæbɪt]	排便習慣改變
colic [ˈkɑlɪk]	腸絞痛
constipation★ [ˌkɑnstəˈpeʃən]	便祕
diarrhea★ [ˌdaɪəˈriə]	腹瀉
flatulence [ˈflætjuləns]	脹氣
flatus [ˈfletəs]	放屁
hiccup★ [ˈhɪkəp]	打嗝
hunger [ˈhʌŋɡə]	易餓
indigestion [ˌɪndəˈdʒɛstʃən]	消化不良
jaundice★ [ˈdʒɔndɪs]	黃疸
nausea★ [ˈnɔʃɪə]	噁心
rectal bleeding [ˈrɛktl̩ ˈblidɪŋ]	血便
thirst [θɝst]	口渴
vomit★ [ˈvɑmɪt]	嘔吐

5. 骨骼肌肉系統症狀

字　彙	中　譯
backache★ [ˈbækˌek]	背痛
cramp★ [kræmp]	肌肉抽搐
joint pain★ [ʤɔɪnt pen]	關節痛
lameness★ [ˈlemnɪs]	跛行
limitation in motor activity★ [ˌlɪməˈteʃən ɪn ˈmotə ækˈtɪvətɪ]	運動障礙
muscle pain★ [ˈmʌsl̩ pen]	肌肉痛

6. 泌尿生殖系統症狀

字　彙	中　譯
frequency of menstruation [ˈfrikwənsɪ əv ˌmɛmstruˈeʃən]	月經頻率
menorrhagia [ˌmɛnəˈreʤɪə]	經血過多
urination [ˌjʊrəˈneʃən]	排尿
venereal disease [vəˈnɪrɪəl dɪˈziz]	性病

7. 特殊感覺器官症狀

字　彙	中　譯
blurring★ [blɜɪŋ]	看不清楚
eyestrain [ˈaɪˌstren]	眼睛疲勞；眼睛酸痛
itching★ [ˈɪtʃɪŋ]	皮膚癢

字　彙	中　譯
redness [ˈrɛdnɪs]	紅
snore [snor]	打鼾
tinnitus [tɪˈnaɪtəs]	耳鳴

8. 精神科症狀

字　彙	中　譯
anxiety★ [æŋˈzaɪətɪ]	焦慮
drowsy★ [ˈdrauzɪ]	嗜睡
insomnia★ [ɪnˈsamnɪə]	失眠
memory loss★ [ˈmɛmərɪ lɔs]	記憶衰退
nightmare★ [ˈnaɪtmɛr]	作惡夢

9. 其他相關症狀與用語

字　彙	中　譯
allergy★ [ˈælədʒɪ]	過敏
atrophy [ˈætrəfɪ]	萎縮
bleeding★ [ˈblidɪŋ]	出血
chill★ [tʃɪl]	寒顫
cold intolerance [kold ɪnˈtalərəns]	怕冷
convulsion [kənˈvʌlʃən]	抽搐

字　彙	中　譯
current health status [ˈkɝənt hɛlθ ˈstetəs]	目前健康狀況
discharge★ [dɪsˈtʃɑrdʒ]	分泌物
dryness [ˈdraɪnɪs]	乾燥
edema★ [iˈdimə]	水腫
fatigue★ [fəˈtig]	疲累
fever★ [ˈfivə]	發燒
heat intolerance [hit ɪnˈtalərəns]	怕熱
inflammation [ɪnfləˈmeʃən]	發炎
pain★ [pen]	疼痛
past health status [pæst hɛlθ ˈstetəs]	過去健康狀況
shivering [ˈʃivərɪŋ]	發抖
sweating★ [ˈswɛtɪŋ]	出汗
cold sweating [kold ˈswɛtɪŋ]	冷汗
excessive sweating [ɪkˈsɛsɪv ˈswɛtɪŋ]	易出汗
night sweat [ˈnaɪt ˌswɛt]	夜間盜汗
swelling★ [ˈswɛlɪŋ]	腫脹
tingle [ˈtɪŋgl]	發麻

病史與身體評估

MEDICAL TERMINOLOGY

一、病　史

1. 就醫史

字　彙	縮　寫	中　譯
accident★ [ˈæksədənt]		事故傷害
admission★ [ədˈmɪʃən]		入院
admission diagnosis★ [ədˈmɪʃən ˌdaɪəgˈnosɪs]		入院診斷
admission note★ [ədˈmɪʃən not]		入院記錄
against-advice discharge★ [əˈgɛnst ədˈvaɪs dɪsˈtʃardʒ]	AAD	自動出院
consult★ [kənˈsʌlt]		會診
dead on arrivaly 註★ [dɛd an əˈraɪvl]	DOA	到達時已死亡
discontinue★ [ˌdɪskənˈtɪnju]	DC	停止；不再持續
do not resuscitation★ [du nat rɪˌsʌsəˈteʃən]	DNR	拒絕急救同意書（放棄心肺復甦術）
follow up★ [ˈfalo ʌp]	F/U	追蹤；持續進行
may-be discharge★ [me bɪ dɪsˈtʃardʒ]	MBD	許可出院
out-of-hospital cardiac arrest 註★ [aʊt av ˈhaspɪtl ˈkardɪæk əˈrɛst]	OHCA	到院前心（肺）功能已停止
sequela [sɪˈkwilə]		後遺症

註：到院前心（肺）功能已停止仍有可能在急救後恢復生命徵象，故將過去所稱的 DOA 改為 OHCA，DOA 只針對已死亡多時或明顯無法存活的傷害造成之死亡稱之。

2. 相關病史

字　彙	縮　寫	中　譯
chief complaint★ [tʃif kəmˈplent]	CC	主訴
delivery★ [dɪˈlɪvərɪ]		生產
family history★ [ˈfæməlɪ ˈhɪstərɪ]		家族病史
history★ [ˈhɪstərɪ]	Hx.	病史
lesion★ [ˈliʒən]		病灶
marital status★ [ˈmærətl̩ ˈstetəs]		婚姻狀況
menarche★ [mɪˈnɑrki]		初經
past history★ [pæst ˈhɪstərɪ]		過去病史
personal hygiene★ [ˈpɝsnl̩ ˈhaɪʤin]		個人衛生
pregnancy★ [ˈprɛgnənsɪ]		懷孕
present illness★ [ˈprɛznt̩ ˈɪlnɪs]		現在病史

二、身體評估

1. 外觀評估

字　彙	中　譯
apparent [əˈpærənt]	外觀
assessment★ [əˈsɛsmənt]	評估
dress [drɛs]	衣著

字　彙	中　譯
gait [get]	步態
health status★ [hɛlθ ˈstetəs]	健康狀況
manners [ˈmænəz]	禮貌
mental status★ [ˈmɛntļ ˈstetəs]	精神狀態
mood state [mud ˈstetəs]	情緒狀況

2. 生理評估

字　彙	中　譯
circulation [ˌsɝkjəˈleʃən]	血液循環狀態
mobility★ [moˈbɪlətɪ]	可動度
moisture of skin [ˈmɔɪstʃə əv skɪn]	皮膚濕度
symmetry [ˈsɪmɪtrɪ]	對稱性
temperature, T or BT [ˈtɛmprətʃə]	溫度
texture [ˈtɛkstʃə]	彈性
thickness★ [ˈθɪknɪs]	厚度

3. 症狀用語

字　彙	中　譯
absent [ˈæbsn̩t]	消失
accentuated [ækˈsɛntʃʊˌetɪd]	增強

字　彙	中　譯
crackle★ [ˈkrækl̩]	爆裂音
cyanosis★ [ˌsaɪəˈnosɪs]	發紺
diminish [dəˈmɪnɪʃ]	減弱
dull [dʌl]	濁音
fremitus [ˈfrɛmətəs]	震顫
murmur★ [ˈmɜmə]	雜音
rale★ [rɑl]	囉音
rash [ræʃ]	發疹
rebounding pain★ [rɪˈbaʊndɪŋ pen]	反彈痛
referred pain [rɪˈfɜd pen]	轉移痛；牽涉痛
remission [rɪˈmɪʃən]	緩解
resistant [rɪˈzɪstənt]	有阻抗力；抗藥性
resonance★ [ˈrɛzənəs]	反響音
tenderness★ [ˈtɛndənɪs]	壓痛
tremor★ [ˈtrɛmə]	顫動；抖動
turgor [ˈtɜgə]	飽滿
tympany★ [ˈtɪmpənɪ]	鼓脹；鼓音

2-3 臨床檢查與檢驗

MEDICAL TERMINOLOGY

一、檢　查

1. 放射性檢查

字　彙	縮　寫	中　譯
cerebral angiography [ˈsɛrəbrəl ˌændʒɪˈɑgrəfɪ]		腦血管攝影
chest X-ray★ [tʃɛst ˈɛks re]	CXR	胸部 X 光（攝影）
intravenous cholangiography [ˌɪntrəˈvinəs kəˌlændʒɪˈɑgrəfɪ]	IVC	靜脈注射膽道攝影
mammography★ [mæˈmɑgrəfɪ]		乳房攝影
myelography [ˌmaɪəˈlɑgrəfɪ]		脊髓攝影

2. 內視鏡檢查

字　彙	縮　寫	中　譯
arthroscopy [arˈθrɑskəpɪ]		關節鏡檢查
bronchoscopy [braŋˈθrɑskəpɪ]		支氣管鏡檢查
cystoscopy★ [sɪsˈtɑskəpɪ]		膀胱鏡檢查
endoscopy [ɛnˈdɑskəpɪ]		內視鏡檢查
lower gastrointestinal endoscopy★ [ˈloə ˌgæstroɪnˈtɛstɪnl ɛnˈdɑskəpɪ]	LGI★ endoscopy	下腸胃道內視鏡檢查
upper gastrointestinal endoscopy★ [ˈʌpə ˌgæstroɪnˈtɛstɪnl ɛnˈdɑskəpɪ]	UGI★ endoscopy	上腸胃道內視鏡檢查
gastroscopy; panendoscopy★ [gæsˈtrɑskəpɪ]; [pænˈɛndəskəpɪ]	PES★	胃鏡檢查
laparoscopy★ [ˌlæpəˈrɑskəpɪ]	LAP	腹腔鏡檢查

字　彙	縮　寫	中　譯
rectoscopy [rɛkˈtaskəpɪ]		直腸鏡檢查
sigmoidoscopy [ˌsɪgmɔɪˈdaskəpɪ]		乙狀結腸鏡檢查

3. 掃描檢查

字　彙	縮　寫	中　譯
bone scan [bon skæn]		骨骼掃描
computerized tomography scan [kəmˈpjutəˌraɪzd təˈmagrəfɪ skæn]	CT scan★	電腦斷層掃描
abdominal computerized 　tomography scan 　[æbˈdamənl̩ kəmˈpjutəˌraɪzd təˈmagrəfɪ 　skæn]	abd. CT	腹部電腦斷層掃描
brain computerized tomography scan 　[bren kəmˈpjutəˌraɪzd təˈmagrəfɪ skæn]	brain CT	頭部電腦斷層掃描
positron emission tomography★ [ˈpazɪˌtran ɪˈmɪʃən toˈmagrəfɪ]	PET★	正子斷層掃描
ultrasound★ [ˈʌltrəˌsaʊnd]		超音波檢查

4. 其　他

字　彙	縮　寫	中　譯
electrocardiography★ [ɪˌlɛktrəˈkardɪəgrəfɪ]	ECG; EKG	心電圖
electroencephalography [ɪˌlɛktrəɪnˌsɛfəˈlagrəfɪ]	EEG	腦波檢查
magnetic resonance imaging [mægˈnɛtɪk ˈrɛzənəns ˈɪmɪdʒɪŋ]	MRI	核磁共振攝影

二、檢　驗

字　彙	縮　寫	中　譯
biopsy★ [baɪˈapsɪ]		切片

字　彙	縮　寫	中　譯
percutaneous needle biopsy [ˌpɝkjəˈtenɪəs ˈnidḷ ˈbaɪɑpsɪ]	PNB	經皮針刺活體組織切片
blood culture★ [blʌd ˈkʌltʃə]	B/C	血液培養
sputum culture★ [ˈspjutəm ˈkʌltʃə]	SP/C, Sp/C	痰液培養
tip culture [tɪp ˈkʌltʃə]	Tip/C	導管前端培養
urine culture★ [ˈjʊrɪn ˈkʌltʃə]	U/C	尿液培養
wound culture [wund ˈkʌltʃə]	w'd/C	傷口培養

三、用　語

字　彙	縮　寫	中　譯
acidic★ [əˈsɪdɪk]		酸性
alkaline [ˈælkəˌlaɪn]		鹼性
aromatic [ˌærəˈmætɪk]		芳香
bloody [ˈblʌdɪ]		血樣
brown [braʊn]		褐色
calcification [ˌkælsɪfəˈkeʃən]		鈣化
clear [klɪr]		清澈
coffee ground like [ˈkɔfɪ ˌgraʊnd laɪk]		咖啡渣樣
exudative [ɛkˈsudətɪv]		滲出
foul [faʊl]		惡臭

字　彙	縮寫	中　譯
greenish [ˈgrinɪʃ]		綠色
impression [ɪmˈprɛʃən]		臆診；臆斷
infiltration [ˌɪnfɪlˈtreʃən]		浸潤
mass[★] [mæs]		腫塊
negative[★] [ˈnɛgətɪv]		陰性
neutral [ˈnjutrəl]		中性
positive[★] [ˈpɑzətɪv]		陽性
rule out^註 [rul aʊt]	R/O	應排除
shadow [ˈʃædo]		陰影
slimy; mucous [ˈslaɪmɪ]; [ˈmjukəs]		黏液樣
tarry[★] [ˈtærɪ]		柏油樣
turbid [ˈtɝbɪd]		混濁
watery [ˈwɔtərɪ]		水樣
with [wɪð]	c̄	有
without [wɪˈðaʊt]		沒有
yellowish [ˈjɛloɪʃ]		黃色

註： 診斷尚未確定時，應以考慮(**consider**)、可能(**probable**)、懷疑(**suspect**)等用詞為標
示，再將「應排除(**rule out, R/O**)」的其他鑑別診斷列於其後。例如：Fever, suspect
pneumonia, R/O URI。(錯誤用法："R/O"前沒有診斷，例如：Fever, R/O pneumonia。)

2-4 常見治療

MEDICAL TERMINOLOGY

一、飲食治療

字　彙	中　譯
bland diet [blænd ˈdaɪət]	溫和飲食（無刺激飲食）
clear liquid diet [klɪr ˈlɪkwɪd ˈdaɪət]	清流質飲食
diabetic diet [ˌdaɪəˈbɛtɪk ˈdaɪət]	糖尿病飲食
elemental diet [ˌɛləˈmɛntl̩ ˈdaɪət]	元素飲食
full diet; normal diet; regular diet [fʊl ˈdaɪət]; [ˈnɔrml̩ ˈdaɪət]; [ˈrɛgjələ ˈdaɪət]	普通飲食
ground diet [graʊnd ˈdaɪət]	細碎飲食
high residue diet [haɪ ˈrɛzədju ˈdaɪət]	高殘渣飲食
high-calorie diet [haɪ ˈkælərɪ ˈdaɪət]	高熱量飲食
high-carbohydrate diet [haɪ ˈkɑrbəˈhaɪdret ˈdaɪət]	高碳水化合物（醣）飲食
high-fat diet [haɪ fæt ˈdaɪət]	高脂飲食
high-protein diet [haɪ ˈprotiɪn ˈdaɪət]	高蛋白飲食
hign-fiber diet [haɪ ˈfaɪbɚ ˈdaɪət]	高纖維飲食
hypoallergenic diet [ˌhaɪpoˌæləˈdʒɛnɪk ˈdaɪət]	低過敏飲食
liquid diet; fluid diet [ˈlɪkwɪd ˈdaɪət]; [ˈflʊɪd ˈdaɪət]	流質飲食
low residue diet [lo ˈrɛzədju ˈdaɪət]	低殘渣飲食

字　彙	中　譯
low-calorie diet [lo ˈkælərɪ ˈdaɪət]	低熱量飲食
low-cholesterol diet [lo kəˈlɛstəˌrol ˈdaɪət]	低膽固醇飲食
low-fat diet [lo fæt ˈdaɪət]	低脂飲食
low-fiber diet [lo ˈfaɪbə ˈdaɪət]	低纖維飲食
low-protein diet [lo ˈprotiɪn ˈdaɪət]	低蛋白飲食
low-purine diet [lo ˈpjʊrɪn ˈdaɪət]	低普林飲食
low-salt diet [lo sɔlt ˈdaɪət]	低鹽飲食
low-sodium diet [lo ˈsodɪəm ˈdaɪət]	低鈉飲食
oral rehydration solution [ˈorəl ˌrihaɪˈdreʃən səˈluʃən]	口服電解質水溶液
residue-free diet [ˈrɛzəˌdju fri ˈdaɪət]	無渣飲食
protein-free diet [ˈprotiɪn fri ˈdaɪət]	無蛋白飲食
soft diet★ [sɔft ˈdaɪət]	軟質飲食
total parenteral nutrition, TPN★ [ˈtotl̩ pəˈrɛntərəl njuˈtrɪʃən]	全靜脈營養； 全腸道外營養
tube feeding diet [tjub ˈfidɪŋ ˈdaɪət]	管灌飲食

二、藥物治療

1. 給藥時間

字　彙	縮　寫	中　譯
coming morning [ˈkʌmɪŋ ˈmɔrnɪŋ]	CM★	明晨
discontinue [ˌdɪskənˈtɪnjʊ]	DC★	停止
L. *ante cibum*, before meal [ˈæntɪ ˈsaɪbəm], [biˈfor mil]	ac★	飯前
L. *ante meridiem*, before noon [ˈæntɪ məˈrɪdɪəm], [biˈfor nun]	AM★	上午
L. *ante*, before [ˈæntɪ], [biˈfor]	A★	在…之前
L. *bis in die*, twice a day [ˈbɪs ɪn ˈdiə], [twaɪs ə ˈde]	bid★	每天兩次
L. *hora somni*, at bed time [ˈhɔrə samnə], [æt bɛd ˈtaɪm]	hs★	睡前
L. *nulla per os*, nothing by mouth [ˈnʌlə pɚ as], [ˈnʌθɪŋ ˌbaɪ ˈmaʊθ]	NPO★	禁食
L. *post cibum*, post meal [ˌpost ˈsaɪbəm], [post mil]	pc★	飯後
L. *post meridiem*, afternoon [ˌpost məˈrɪdɪəm], [ˈæftɚˈnun]	PM★	午後
L. *pro re nata*, as needed [pro ˈrɛ natə], [æz nidɪd]	prn★	需要時給予
L. *quaque die*, everyday [ˈkwakə ˈdiə], [ˈɛvrɪˈde]	qd★	每天
L. *quaque hora*, every hour [ˈkwakə ˈhɔrə], [ˈɛvrɪ ˈaʊr]	qh★	每小時
L. *quaque mane*, every morning [ˈkwakə ˈmanə], [ˈɛvrɪ ˈmɔrnɪŋ]	qm★	每天早晨
L. *quaque nocte*, every night [ˈkwakə ˈnɔktə], [ˈɛvrɪ ˈnaɪt]	qn★	每天晚上
L. *quaque other die*, every other day [ˈkwakə ˌʌðɚ ˈdiə], [ˈɛvrɪ ˌʌðɚ ˈde]	qod★	每隔一天

字　彙	縮　寫	中　譯
L. *quaque other hora*, every other hour [ˈkwakə ˌʌðə ˈhɔrə], [ˈɛvrɪ ˌʌðə ˈaʊr]	qoh★	每隔一小時
L. *quarter in diem*, four times a day [ˈkwɔrtə ˌɪn ˈdiəm], [ˈfor taɪmz ə ˈde]	qid★	每天四次
L. *si opus sit*, one dose if necessary [ˈsɪ opʌs sit], [ˌwʌn ˈdos ɪf ˈnɛsəˌsɛrɪ]	SOS★	如有需要
L. *statim*, immediately [ˈstætɪm], [ɪˈmidɪɪtlɪ]	st；Stat★	立即
L. *ter in die*, three times a day [ˈtə ɪn ˈdiə], [ˈθri taɪmz ə ˈde]	tid★	每天三次
midnight [ˈmɪdˌnaɪt]	MN★	午夜
post-operative [post ˈɑpərətɪv]	post-op★	手術後
pre-operative [prɪ ˈɑpərətɪv]	pre-op★	手術前

2. 給藥途徑

字　彙	縮　寫	中　譯
anal suppository [ˈenəl səˈpazəˌtorɪ]	anal supp.★	肛門塞藥法
blood transfusion [blʌd trænsˈfjuʒən]	BT★	輸血
inhalation [ˌɪnhəˈleʃən]	inh★	吸入
injection [ɪnˈʤɛkʃən]	inj★	注射
hypodermic injection [ˌhaɪpoˈdɜmɪk ɪnˈʤɛkʃən]	hypo★	皮下注射
intradermic injection [ˌɪntrəˈdɜmɪk ɪnˈʤɛkʃən]	ID★	皮內注射
intramuscular injection [ˌɪntrəˈmʌskjelə ɪnˈʤɛkʃən]	IM★	肌肉注射
intravenous drip [ˌɪntrəˈvinəs drɪp]	IV drip；IVD★	靜脈滴注

字　彙	縮　寫	中　譯
intravenous injection [ˌɪntrəˈvinəs ɪnˈʤɛkʃən]	IV★	靜脈注射
L. *auris dexter*, right ear [ˈɔris ˈdwkstɚ], [raɪt ir]	AD★	右耳
L. *auris sinister*, left ear [ˈɔris ˈsinistɚ], [lɛft ir]	AS★	左耳
L. *auris unitas*, both ears [ˈɔris ˈjunetes], [boθ irs]	AU★	雙耳
L. *oculus dexter*, right eye [ˈɑkjeles ˈdwkstɚ], [raɪt aɪ]	OD★	右眼
L. *oculus sinister*, left eye [ˈɑkjeles ˈsinistɚ], [lɛft aɪ]	OS★	左眼
L. *oculus unitas*, both eyes [ˈɑkjeles ˈjunetes], [boθ aɪs]	OU★	雙眼
L. *per os*, by mouth [pɚ ɑs], [ˌbaɪ ˈmauθ]	PO★	口服
oral administration [ˈorəl ədˌmɪnɪˈstreʃən]		口服給藥法
Penicillin (skin) test [ˌpɛnəˈsɪlɪn skɪn tɛst]	PST, PCT★	盤尼西林（青黴素）皮膚試驗
per rectum [pɚ ˈrɛktəm]	pr★	經由直腸
subcutaneous [ˌsʌbkjəˈteniəs]	SC★	皮下的
sublingual [sʌbˈlɪŋgwəl]	SL★	舌下的
suppository [səˈpazəˌtorɪ]		栓塞法
steam inhalation [stim ˌɪnhəˈleʃən]		蒸氣吸入法
vaginal [ˈvæʤɪnl]	vag★	經由陰道
vaginal suppository [ˈvæʤɪnl səˈpazəˌtorɪ]		陰道塞藥法

3. 藥物型式

字　彙	縮　寫	中　譯
ampule [ˈæmpul]	amp	安瓿
capsule★ [ˈkæpsjul]	cap	膠囊
distilled water [dɪsˈtɪld ˈwɔtɚ]	DW；D/W	蒸餾水
emulsion [ɪˈmʌlʃən]	emul	乳劑
eyedrops [ˈaɪˌdrɑpz]		點眼藥
liquid [ˈlɪkwɪd]	liq	液體
lotion [ˈloʃən]	lot	外用藥水
ointment★ [ˈɔɪntmənt]	oint	藥膏
powder [ˈpaʊdɚ]		粉劑
suspension [səˈspɛnʃə]	susp	懸浮液
syrup★ [ˈsɪrəp]	syr	糖漿
tablet★ [ˈtæblɪt]	tab	錠劑
water [ˈwɔtɚ]	aq	水；液性的

三、手術治療

字　彙	縮　寫	中　譯
abdominal perineal resection [æbˈdɑmənəl ˌpɛrəˈnɪəl ˌrɪˈsɛkʃən]	APR	腹部會陰切除術
aorto-femoral bypass graft [ˌeɔrtə ˈfɛmərəl ˈbaɪˌpæs græft]	AFBG	主動脈－股動脈分流移植

字　彙	縮　寫	中　譯
bone graft [bon græft]	BG	骨移植
bone marrow transplantation [bon ˈmæro ˌtrænsplænˈteʃən]	BMT	骨髓移植
cholangiopancreoscopy [kəˌlændʒɪoˌpæŋkrɪˈaskəpɪ]	CPS	胰膽管鏡檢查
coronary artery bypass graft [ˈkɔrəˌnɛrɪ ˈartərɪ ˈbaɪpæs græft]	CABG	冠狀動脈繞道移植手術
endoscopic injection sclerotherapy [ˌɛndəsˈkapɪk ɪnˈdʒɛkʃən ˌsklɪrəˈθɛrəpɪ]	EIS	內視鏡注射硬化治療術
endoscopic variceal sclerosis [ˌɛndəsˈkapɪk ˌværəˈsɪəl ˌsklɪˈrosɪs]	EVS	靜脈曲張硬化內視鏡檢查
esophageal varices ligation [əˌsafəˈdʒiəl ˈværɪˌsɪz laɪˈgeʃən]	EVL	食道靜脈瘤結紮術
extra capsular cataract extraction [ˈɛkstrə ˈkæpsələ ˈkætəˌrækt ɪkˈstrækʃən]	ECCE	囊外白內障摘除術
extra capsular lens extraction [ˈɛkstrə ˈkæpsələ lɛnz ɪkˈstrækʃən]	ECLE	囊外晶體摘除術
extracorporeal shock wave lithotripsy★ [ˌɛkstrəkɔrˈporɪəl ʃak wev ˈlɪθəˌtrɪpsɪ]	ESWL★	體外震波碎石術
implantable cardioverter-defibrillator [imˈplantebl ˈkardɪoˌvɝtə dɪˈfaɪbrəˌletə]	ICD	植入式心搏轉換與去纖維震顫器
intravenous pyelography [ˌɪntrəˈvinəs paɪəˈlagrəfɪ]	IVP	靜脈注射腎盂攝影術
modified radical mastectomy [ˈmadəˌfaɪd ˈrædɪkl̩ mæsˈtɛktəmɪ]	MRM	改良式根治性乳房切除術
open reduction internal fixation★ [ˈopən rɪˈdʌkʃən ɪnˈtɝnl̩ fɪkˈseʃən]	ORIF★	開放性復位合併內固定
percutaneous nephrolithotripsy [ˌpəkʌˈtænɪəs ˌnɛfraliˈθatripsi]	PCNL	經皮腎臟碎石術
percutaneous nephrostomy [ˌpɝk jəˈtenɪəs nəˈfrastəmɪ]	PCN	經皮腎造口術
percutaneous transluminal coronary angioplasty★ [pɝk jəˈtenɪəs ˌtrænsˈlumɪnəl ˈkɔrəˌnɛrɪ ˌændʒɪoˈplæstɪ]	PTCA★	經皮穿腔冠狀動脈血管成形術；冠狀動脈氣球擴張術

字　彙	縮　寫	中　譯
retrograde pyelography [ˈrɛtrəˌgred ˌpaɪəˈlagrəfɪ]	RP	逆行性腎盂攝影術
split thickness skin graft★ [splɪt ˈθɪknɪs skɪn græft]	STSG★	分層皮膚移植術
submucous turbinectomy [səbˈmjukəs ˌtɜbɪˈnɛktəmɪ]	SMT	黏膜下鼻甲切除術
total elbow arthroplasty [ˈtotl̩ ˈɛlbo ˈɑrθrəplæstɪ]	TEA	全肘關節成形術
transurethral resection of prostate★ [trænsjuˈrɪθrəl rɪˈsɛkʃən əv ˈprastet]	TURP★	經尿道前列腺切除術
ureterorenoscopic lithotripsy★ [juˌritərəˌrinəsˈkapɪk ˈlɪθəˌtrɪpsɪ]	URSL★	經尿道的腎鏡碎石術

2-5　護理記錄及技術

一、病歷記錄常用字彙

1. 原　因

字　彙	中　譯
affect [əˈfɛkt]	影響
be aware of [bɪ əˈwɛr əv]	注意
cause [kɔz]	引起
complain of★ [kəmˈplen əv]	主訴
difficult [ˈdɪfəˌkəlt]	有困難
find [faɪnd]	發現
healthy★ [ˈhɛlθɪ]	健康狀況

字　彙	中　譯
interrupt [ˌɪntəˈrʌpt]	受干擾
notice [ˈnotɪs]	注意
precede [priˈsid]	緣起
show [ʃo]	（病患）表現出
sick; ill [sɪk]; [ɪl]	生病
start [stɑrt]	（症狀）開始
suffer [ˈsʌfə]	遭受
tend to [tɛnd tu]	傾向
trigger [ˈtrɪgə]	誘發
trouble [ˈtrʌbl]	困擾於

2. 部 位

字　彙	中　譯
be localized [bɪ ˈlokəlaɪzd]	侷限於
be located [bɪ ˈloketɪd]	發生的部位
generalized★ [ˈʤɛnərəˌlaɪzd]	全身性的
radiate to★ [ˈredɪˌet tu]	放射至
spread to [sprɛd tu]	蔓延至

3. 性 質

字 彙	中 譯
a few [ə f ju]	數
a little [ə ˈlɪtl̩]	量
accompany [əˈkʌmpənɪ]	伴隨
be related to [bɪ rɪˈletɪd tu]	相關
be unrelated to [bɪ ˌʌnrɪˈletɪd tu]	無關聯
gradual [ˈɡrædʒʊəl]	徐徐的
in addition to [ɪn əˈdɪʃən tu]	合併
in shape [ɪn ʃep]	形狀
number of [ˈnʌmbə əv]	次數
secondary to [ˈsɛkənˌdɛrɪ tu]	續發
sudden★ [ˈsʌdn̩]	突然的

4. 時 間

字 彙	中 譯
acute★ [əˈkjut]	急性的
chronic★ [ˈkranɪk]	慢性的
continuous★ [kənˈtɪnjuəs]	持續的、時常的
intermittent [ˌɪntəˈmɪtn̩t]	間隔的

字　彙	中　譯
long-term★ [lɔŋ tɜm]	長期
occasionally [əˈkeʒənlɪ]	偶爾發作
short-term [ʃɔrt tɜm]	短期
transient [ˈtrænʃənt]	一時性

5. 程　度

字　彙	中　譯
a minor [əˈmaɪnɚ]	輕症
a serious illness [əˈsɪrɪəs ˈɪlnɪs]	重症
mild★ [maɪld]	輕度
moderate★ [ˈmadərɪt]	中度
severe★ [səˈvɪr]	重度

6. 活　動

字　彙	中　譯
be bedridden★ [bɪ ˈbɛdˌrɪdən]	臥床
bending [bɛndɪŋ]	彎腰
climbing stair [ˈklaɪmɪŋ stɛr]	爬樓梯
exercise [ˈɛksɚˌsaɪz]	運動
on squat [an skwat]	蹲

字　彙	中　譯
restrict* [rɪˈstrɪkt]	受限制
void [vɔɪd]	排尿
weak* [wik]	虛弱

7. 就醫情形

字　彙	中　譯
admission to hospital [ədˈmɪʃən tu ˈhaspɪtl̩]	入院
before admission* [bɪˈfor ədˈmɪʃən]	入院前
consult a doctor [kənˈsʌlt ə ˈdaktɚ]	求診
during hospitalization [ˈdjurɪŋ ˌhaspɪtl̩ɪˈzeʃən]	住院中
follow-up visit [ˈfalo ʌp ˈvɪzɪt]	回診、複診
undergo a test [ˌʌndɚˈgo ə tɛst]	進行檢查
visit a doctor [ˈvɪzɪt ə ˈdaktɚ]	就醫

二、護理技術常用字彙

1. 鋪床法

字　彙	中　譯
closed bed [klozd bɛs]	密蓋床
occupied bed [ˈakjəˌpaɪd bɛd]	臥有病人床
open bed [ˈopən bɛd]	暫空床
postoperative bed [ˌpostˈapərətɪv bəd]	手術後應用床

2. 舒 適

字　彙	中　譯
back care [bæk kɛr]	背部護理
bed bath [bɛd bæθ]	床上沐浴
lateral position [ˈlætərəl pəˈzɪʃən]	側臥式
moving to side of bed [ˈmuvɪŋ tu saɪd əv bɛd]	移位
perineal care [ˌpɛrəˈnɪəl kɛr]	會陰沖洗
position support [pəˈzɪʃən səˈport]	擺位
prone position [pron pəˈzɪʃən]	俯臥式
semi-fowler's position★ [ˈsɛmɪ ˈfaʊləz pəˈzɪʃən]	半坐臥式
shampooing hair [ʃamˈpuɪŋ hɛr]	床上洗頭
Sim's position [sɪms pəˈzɪʃən]	辛氏臥式（半俯臥式）
special mouth care [ˈspɛʃəl maʊθ kɛr]	特別口腔護理
supine position [suˈpaɪn pəˈzɪʃən]	仰臥式
turning to side lying position [ˈtɜnɪŋ tu saɪd ˈlaɪɪŋ pəˈzɪʃən]	翻身

3. 冷熱療法

字　彙	中　譯
cold wet packing [kold wɛt ˈpækɪŋ]	濕冷敷
heat lamp [hit læmp]	烤燈

字　彙	中　譯
hot wet compress [hɑt wɛt ˈkɑmprɛs]	濕熱敷
hot-water bottle [hɑt ˈwɔtɚ ˈbɑtl̩]	熱水袋
ice pillow [aɪs ˈpɪlo]	冰枕
warm sitz-bath [wɔrm sɪt bæθ]	溫水坐浴

4. 營　養

字　彙	中　譯
nasogastric tube care, NG care★ [ˌnezəˈgæstrɪk tjub kɛr]	鼻胃管護理
nasogastric tube feeding, NG feeding★ [ˌnezəˈgæstrɪk tjub ˈfidɪŋ]	鼻胃管灌食法
nasogastric tube insertion [ˌnezəˈgæstrɪk tjub ɪnˈsɝʃen]	鼻胃管置入術
remove nasogastric tube [rɪˈmuv ˌnezəˈgæstrɪk tjub]	鼻胃管拔除

5. 排　泄

字　彙	中　譯
bowel training [ˈbaʊəl ˈtrenɪŋ]	排便訓練
catheterization★ [ˌkæθətərɪˈzeʃən]	導尿
single catheterization [ˈsɪŋgl̩ ˌkæθətərɪˈzeʃən]	單次導尿
on foley catheterization★ [ɑn ˈfolɪ ˌkæθətərɪˈzeʃən]	存留導尿
colon irrigation [ˈkolən ˌɪrəˈgeʃən]	結腸灌洗
enema★ [ˈɛnəmə]	灌腸法

字 彙	中 譯
large amount enema [lɑrdʒ əˈmaʊnt ˈɛnəmə]	大量灌腸法
small amount enema [smɔl əˈmaʊnt ˈɛnəmə]	小量灌腸法
foley training★ [ˈfolɪ ˈtrenɪŋ]	導尿管訓練

6. 其 他

字 彙	縮 寫	中 譯
change dressing★ [tʃendʒ ˈdrəsɪŋ]	CD★	傷口換藥
chest physiotherapy [tʃɛst ˌfɪzɪəˈθɛrəpɪ]	CPT	胸部物理治療
postmortem care [ˌpostˈmɔrtəm kɛr]		遺體護理
postoperative care★ [postˈɑpərətɪv kɛr]	post-op. care★	手術後護理
post-partum care★ [post-ˈpɑrtəm kɛr]	PP care★	產後護理
preoperative care★ [prɪˈɑpərətɪv kɛr]	pre-op. care★	手術前護理
shaving [ˈʃevɪŋ]		剃薙
suction★ [ˈsʌkʃen]		抽痰；抽吸
supportive treatment [səˈpɔrtɪv ˈtritmənt]		支持性療法

2-6 醫療單位及相關人員

一、醫療單位

字　彙	縮　寫	中　譯
allergy, immunology & rheumatology [ˈæləˌdʒɪ ˌɪmjəˈnaləʒɪ ænd ˌruməˈtalədʒɪ]	AIR★	過敏免疫風濕科
anesthesiology [ˌænəsˌθizɪˈalədʒɪ]		麻醉科
cardiology intensive care unit [ˌkardɪˈalədʒɪ ɪnˈtɛnsɪv kɛr ˈjunɪt]	CICU★	心臟病加護中心
cardiovascular medicine [ˌkardɪoˈvæskjʊlə ˈmɛdəsn̩]	CV★	心臟內科
cardiovascular surgery [ˌkardɪoˈvæskjʊlə ˈsɝdʒərɪ]	CVS★	心臟外科
chest medicine [tʃɛst ˈmɛdəsn̩]	CM★	胸腔內科
chest surgery [tʃɛst ˈsɝdʒərɪ]	CS★	胸腔外科
Chinese medicine [ˌtʃaɪˈniz ˈmɛdəsn̩]		中醫科
colorectal surgery [ˌkaləˈrɛkl̩ ˈsɝdʒərɪ]	CRS★	大腸直腸外科
coronary care unit [ˈkɔrəˌnɛrɪ kɛr ˈjunɪt]	CCU★	冠狀動脈疾病加護中心
delivery room [dɪˈlɪvərɪ rum]	DR★	產房
dentistry [ˈdɛntɪstrɪ]	dent.★	牙科
dermatology [ˌdɝməˈtalədʒɪ]	derm★	皮膚科
ear, nose & throat [ɪr, noz ænd θrot]	ENT★	耳鼻喉科
emergency room [ɪˈmɝdʒɛnsɪ rum]	ER★	急診室
family medicine [ˈfæməlɪ ˈmɛdəsn̩]	FM★	家庭醫學科

字　彙	縮　寫	中　譯
gastroenterology [ˌgastroˌɛntəˈralədʒɪ]	GI★	胃腸科
general medicine [ˈdʒɛnərəl ˈmɛdəsn̩]	GM★	一般內科
general surgery [ˈdʒɛnərəl ˈsɝdʒərɪ]	GS★	一般外科
geriatric medicine [ˌdʒɛrɪˈætrɪk ˈmɛdəsn̩]	Ger.★	老人醫學科
gynecology [ˌgaɪnəˈkalədʒɪ]	Gyn.★	婦科
hematology & oncology [ˌhiməˈtalədʒɪ ænd aŋˈkalədʒɪ]		血液腫瘤科
infant intensive care unit [ˈɪnfənt ɪnˈtɛnsɪv kɛr ˈjunɪt]	IICU★	嬰兒加護中心
infectious disease medicine [ɪnˈfɛkʃəs dɪˈziz ˈmɛdəsn̩]	inf.★	感染科
intensive coronary care unit [ɪnˈtɛnsɪv ˈkɔrəˌnɛrɪ kɛr ˈjunɪt]	ICCU★	冠狀動脈疾病加護中心
medical laboratory [ˈmɛdɪkl̩ ˈlæbrəˌtorɪ]		醫學檢驗科
neonatal intensive care unit [ˌnioˈnetl̩ ɪnˈtɛnsɪv kɛr ˈjunɪt]	NICU★	新生兒加護中心
nephrology [nəˈfralədʒɪ]	nephr.★	腎臟科
endocrinology & metabolism [ɛndokrɪˈnalədʒɪ ænd mɛˈtæblˌɪzəm]		內分泌及新陳代謝科
neurology [njuˈralədʒɪ]	neuro.★	神經內科
neurosurgery [ˌnjuroˈsɝdʒərɪ]	NS★	神經外科
neurosurgical intensive care unit [ˌnjuroˈsɝdʒɪkl̩ ɪnˈtɛnsɪv kɛr ˈjunɪt]	NICU★	神經外科加護中心
nuclear medicine [ˈnjuklɪə ˈmɛdəsn̩]		核子醫學科
obstetrics & gynecology [əbˈstɛtrɪks ænd ˌgaɪnəˈkalədʒɪ]	OBG★	婦產科

字　彙	縮　寫	中　譯
obstetrics [əbˈstɛtrɪks]	obs.★	產科
operation room [ˌɑpəˈreʃən rum]	OR★	手術室
ophthalmology [ˌɑfθælˈmɑlədʒɪ]	Oph.★	眼科
orthopedics [ˌɔrθəˈpidɪks]	ortho.★	骨科
outpatient department [ˈaʊtˌpeʃənt dɪˈpartmənt]	OPD★	門診部
pathology [pəˈθɑlədʒɪ]		病理科
pediatric intensive care unit [ˌpidɪˈætrɪk ɪnˈtɛnsɪv kɛr ˈjunɪt]	PICU★	小兒加護中心
pediatrics [ˌpidɪˈætrɪks]	ped.★	小兒科
pharmacy [ˈfɑrməsɪ]		藥劑部
plastic surgery [ˈplæstɪk ˈsɝdʒerɪ]	PS★	整形外科
postoperative room [ˌpostˈɑpərətɪv rum]	POR★	手術後病房
psychosomatic clinic [ˌsaɪkosoˈmætɪk ˈklɪnɪk]		身心科
radiology [redɪˈɑlədʒɪ]		放射線科
recovery room [rɪˈkʌvərɪ rum]	RR★	恢復室
rehabilitation [ˌrɪhəˌbɪləˈteʃən]	Rehab.★	復健科
respiratory care unit [rɪˈspaɪrəˌtorɪ kɛr ˈjunɪt]	RCU★	呼吸疾病加護中心
surgical intensive care unit [ˈsɝdʒɪk] ɪnˈtɛnsɪv kɛr ˈjunɪt]	SICU★	外科加護中心
urology [juˈrɑlədʒɪ]		泌尿科

二、相關人員

字　彙	縮　寫	中　譯
anesthetist [əˈnɛsθətɪst]		麻醉師
chief resident★ [tʃif ˈrɛzədənt]	CR★	總住院醫師
intern [ˈɪntɜn]		實習醫師
resident★ [ˈrɛzədənt]	R★	住院醫師
visiting staff★ [ˈvɪzɪtɪŋ stæf]	VS★	主治醫師
dentist [ˈdɛntɪst]		牙醫師
dietitian [ˌdaɪəˈtɪʃən]		營養師
doctor of Chinese medicine [ˌdakrɚ əv ˌtʃaɪˈniz ˈmɛdəsn̩]		中醫師
local medical doctor★ [ˈlokl̩ ˈmɛdɪkl̩ ˈdaktɚ]	LMD★	當地開業醫師
medical radiation technologist [ˈmɛdɪkl̩ ˌredɪˈeʃən tɛkˈnalədʒɪst]		醫事放射師
medical specialist [ˈmɛdɪkl̩ ˈspɛʃəlɪst]		專科醫師
medical technologist [ˈmɛdɪkl̩ tɛkˈnalədʒɪst]		醫事檢驗師
occupational therapist★ [ˌakjəˈpeʃən ˈθɛrəpɪst]	OT★	職能治療師
pharmacist [ˈfarməsɪst]		藥師
physical therapist★ [ˈfɪzɪkl̩ ˈθɛrəpɪst]	PT★	物理治療師
registered professional midwife [ˈrɛdʒɪstəd prəˈfɛʃənl̩ ˈmɪdˌwaɪf]		助產師
respiratory therapist★ [rɪˈspaɪrəˌtorɪ ˈθɛrəpɪst]	RT★	呼吸治療師

字　彙	縮　寫	中　譯
social worker [ˈsoʃəl ˈwɜkɚ]		社會工作師
speech therapist [spitʃ ˈθɛrəpɪst]	ST	語言治療師
psychotherapist [ˌsaɪkoˈθɛrəpɪst]		心理治療師
student nurse [ˈstjudn̩t nɚs]	SN	護生
assistant head nurse [əˈsɪʃtənt hɛd nɜs]	AHN	副護理長
attendant nurse [əˈtɛndənt nɜs]		護佐
clinical nurse specialist [ˈklɪnɪkl̩ nɜs ˈspɛʃəlɪst]	CNS	臨床專科護理師
head nurse★ [hɛd nɜs]	HN★	護理長
nurse practitioner★ [nɜs prækˈtɪʃənɚ]	NP★	執業護理師
primary nurse [ˈpraɪˌmɛrɪ nɜs]	PN	全責護士
registered nurse★ [ˈrɛdʒɪstɚd nɜs]	RN★	護理師
registered nurse anesthetist [ˈrɛdʒɪstɚd nɜs əˈnɛsθətɪst]	RNA	麻醉護理師
physical assistant [ˈfɪzɪkl̩ əˈsɪstənt]	PA	醫生助理

腦力激盪 | EXERCISE

 ### 一、護理病歷閱讀練習

範例一

姓名	林××	病歷號碼	×××××	床號	×××	科別	CS
性別	☑男 □女	入院日期	○○○○/○○/○○	時間	10AM	年齡	56 歲

診斷	suspect Lung cancer	資料來源 記錄護理人員	☑病人 □親友 □其他 RN 陳小麗

此次 住院 原因	因持續咳嗽半年，有痰，最近做身體檢查，胸部 X 光發現肺部有陰影約 2 公分，於是至本院 胸腔外科門診求診，今入院詳查。

病史	無

生命 徵象	體溫：36.8℃　　　呼吸：20 次／分 脈搏：80 次／分　☑規則 □不規則　　　血壓：128/80 mmHg

入院方式	☑門診 □急診／☑步行 □輪椅 □推床	主要照顧者	□無 ☑有／關係：太太

緊急 聯絡人	姓名：李××　　住家電話：××××××　　手機：××××××　　與病人關係：夫妻

身高	170 公分	語言	☑國語 ☑台語 □客語 □英語 □原住民語：　　□其他：
體重	78 公斤		

溝通能力	☑正常 □失語 □構音困難 □無法了解他人所說／所寫 □其他：

過敏	☑無 □有／□食物：　　　　　□藥物：　　　　　□其他：

GCS	總分：_15_（E₄、V₅、M₆）	宗教	☑道教□佛教□基督教□天主教□其他____

呼吸	☑正常□深快□淺快□困難□端坐□喘息 □氣切□插管□輔助器□抽痰□其他_____	教育	□不識字☑識字 □小學□初中□高中☑大專以上

皮膚	顏色	☑正常□蒼白□潮紅□脫皮□乾裂□其他	身分	☑健保□自費□其他_____
	完整性	☑完整□不完整（傷口別_____） 部位_____大小	聽力	左：☑正常□重聽□失聰□其他_____ 右：☑正常□重聽□失聰□其他_____

檳榔	☑無 □有 已知：_____年	視力	左：☑正常□模糊□失明□偏盲□其他 右：☑正常□模糊□失明□偏盲□其他
吸菸	□無 ☑有，每日：_6~8_支、___包，已抽30年	肌力	左上肢：5（正常）　左下肢：5（正常） 右上肢：5（正常）　右下肢：5（正常）
喝酒	□不喝 ☑偶喝 □大量 已喝 30 年		

營養狀況	☑普通飲食□特殊飲食／飲食類別_____ □禁忌：_____ □由口進食□鼻胃管灌食 □腸胃造口□其他_____	自我照 顧能力	進食_3_穿衣：上身_3_下身_3_ 脫衣：上身_3_下身_3_ 沐浴_3_刷牙_3_洗臉_3_如廁_3_ 備註：1.完全依賴 2.部分依賴 3.自理

假牙	☑無 □有／□固定：□上□下 □活動：□上□下	行動	☑正常 □無法行動 需輔具：□枴杖 □輪椅 □助行器 □義肢

排泄	小便	☑正常 □失禁 □頻尿 □滯留 □尿少 □存留導尿管 □人工造口	疼痛 部位	部位：___無___ 性質：_____ 持續時間：_____ 止痛藥：□無 □有，藥名：_____
	大便	☑正常 □失禁 □腹瀉 □便秘 □軟便劑_____ □止瀉劑_____ □人工肛門	睡眠	_8~10_小時／天 ☑正常 □不穩 □失眠 服用鎮靜（安眠）_____

範例二

病歷號碼：×××× 姓名：林××	性別：男	出生日期：××××	入院記錄者：李××

入院日期：○○○○／○○／○○

入 院 主 訴	因發燒2~3天，至LMD治療無效，故至本院求助。

入院資料	項 目
主要照顧者	母
自述血型	不詳
來源	急診
到院方式	步行
宗教	無
婚姻	未婚
陪伴人員	家人
語言	國語
學歷	專科
職業	其他-建築師、工程師及有關專業人員

嗜 好	備 註
吸 菸	有（2天1包，已8~9年）
喝 酒	無

過 敏	內 容
食 物	無
藥 物	無

用 藥	備 註
用藥情形	無
用藥來源	無
病人自備藥物處理	無
處理自備藥家屬簽名	無

輔 助 物	備 註
固定假牙	有
隱形眼鏡	無
助 聽 器	無
義 眼	無
義 肢	無
助 行 器	無
外固定器	無
內固定器	無

入院護理	備 註
自我介紹	
通知醫師	
環境介紹	
病室規則介紹	
貴重物品處理	
告知榴槤須處理過才能帶進醫院	
告知全院禁菸	

過去病史	備 註
無	

家族病史	備 註
無	

身 體 評 估	評估項目	評估結果
皮膚系統 (skin system)	皮膚溫度(skin temperature)	溫暖 (warm)
	皮膚顏色 (skin color)	粉紅 (pink)
	皮膚完整 (skin integrity)	完整 (integrity)
呼吸系統 (respiratory)	呼吸速率	正常 (normal)
神經系統 (neurologica)	意識 (consciousness)	清醒 (alert)
	張眼 (eye open)	4分 (spontaneous)
	語言 (verbral)	5分 (alert)
	運動 (motor)	6分 (obeys)
	活動力 (activity)	正常 (normal)
排泄系統 (elimetarys)	排尿情況 (urinary)	正常 (normal)
循環系統 (cardiovascu)	脈率 (pulse rate)	正常 (normal)
	體重	78kg
	身高	174cm
腸胃系統 (gastro-Inte)	大便型態(stool characteristics)	正常 (normal)

家 族 成 員	排 行	存 歿	同 住	年 齡
父		存	是	48
母		存	是	46
姊	1	存	是	30

二、護理記錄單閱讀練習

頁數：

姓名：林ＸＸ		病歷號碼：		ＸＸＸＸ		床號：	ＸＸ	
日　期		○○○○／○○／○○						
時　間		09:00						
生命徵象	值	用藥及治療	系統名稱	評 估 項 目		評 估 結 果		
BT	37	ON	皮膚系統	皮膚溫度		溫暖 (warm)		
HR	76	IV(6歲以上)	(skin system)	(skin temperature)				
RR	18	(port-A到期)		皮膚顏色		粉紅 (pink)		
NBP S	130			(skin color)				
NBP D	80		呼吸系統	呼吸道		通暢 (free)		
			(respiratory)	(artificial airway)				
				分泌物清除方式		自咳 (cough)		
				(secretion hygiene)				
				呼吸型態 (respiratory pattern)		規則 (regular)		
				呼吸音(breath sound)		清晰 (clear)		
				呼吸速率		正常 (normal)		
			神經系統	意識(consciousness)		清醒 (alert)		
			(neurclogica)	活 力 (activity)		正常 (normal)		
			排泄系統	排尿方式(urinary)		自解 (normal)		
			(elimetarys)	排尿情況(urinary)		正常 (normal)		
				尿液顏色(urine color)		正常 (normal)		
				尿量(urine amount)		正常 (normal)		
			循環系統	脈率(pulse rate)		正常 (normal)		
			(cardiovascu)					
			腸胃系統	腹部(abdomen)		正常 (normal)		
			(gastro-Inte)	腸蠕動音 (bowel sounds)		正常 (normal)		
				大便次數 (stool frequency)		1		
				大便型態 (stool characteristics)		正常 (normal)		
				大便顏色(stool colcr)		黃色 (yellow)		
			護 理 指 導					
			護 理 記 要					
			計 畫 表 名 稱					
			計 畫 開 始 時 間					
			計 畫 評 值 結 果					
			記 錄 者 姓 名					

三、護理治療卡(Kardex)閱讀練習

護 理 治 療 卡

生命徵象測量時間		攝入排出測量時間	飲食類別	靜脈點滴給予法
Q4h		QD	NPO	0.45% G/S 3000mL QD
引流管類別及測量時間		呼吸治療方法	活動方式	
check J-P drain amount QD			bed rest	Wound CD QD

其 他				治 療 項 目
體重： 70　頭圍：　　　腹圍：				Pethidine 50mg IVD Q6h/prn Clindamycin 600mg IVD Q6h Gentamicin 60mg IVD Q12h

手術日期	10 月 11 日	手術名稱	Laparoscopic appendectomy					
醫師	VS／林大明	診斷	Acute appendicitis					
入院日期	10 月 10 日	轉床日期	月　　日	血型	O	過敏記錄		Aspirin
姓名	陳××	病歷號碼	612345	床號	3B	□男 ☑女	68 歲	

 四、配合題

請選出正確的中譯答案。

( )　1.　consult 　　　　A.　血液循環狀態

( )　2.　itching 　　　　B.　會陰沖洗

( )　3.　sneeze 　　　　C.　嘔吐

( )　4.　colic 　　　　D.　脫臼

( )　5.　vertigo 　　　　E.　溫和飲食

( )　6.　vomit 　　　　F.　打噴嚏

( )　　7.　perineal care　　　　G.　會診

( )　　8.　dislocation　　　　　H.　頭暈

( )　　9.　circulation　　　　　I.　皮膚癢

( )　　10.　bland diet　　　　　J.　腸絞痛

五、英譯題

請寫出下列中文的英譯。

1.　黃疸 _____　　6.　導尿 _____

2.　發炎 _____　　7.　水腫 _____

3.　心悸 _____　　8.　事故傷害 _____

4.　分泌物 _____　　9.　雜音 _____

5.　抽吸 _____　　10.　過敏 _____

六、填充題

請依原文解釋寫出正確的字彙。

1.　A ringing or jingling sound in the ear.　　　　　t_____

2.　A girl's first menstrual period.　　　　　　　　m_____

3.　A protrusion of a tissue, structure, or part of an　h_____
　　organ through the structures by which it is
　　normally contained.

4.　The sudden, violent, involuntary contraction of　c_____
　　the muscles.

5.　A fast heartbeat.　　　　　　　　　　　　　　t_____

七、聽力測驗　　　　　　　　　　　　　掃描朗讀音檔

（聆聽「朗讀音檔」中的單字，並寫下答案）

1. d _____
2. a _____
3. m _____
4. s _____
5. s _____

6. f _____
7. s _____
8. p _____
9. c _____
10. s _____

MEDICAL TERMINOLOGY

解答

※配合題

1.(G)　　2.(I)　　3.(F)　　4.(J)　　5.(H)　　6.(C)　　7.(B)　　8.(D)　　9.(A)　　10.(E)

※英譯題

1. jaundice

2. inflammation

3. palpitation

4. discharge

5. suction

6. catheterization

7. edema

8. accident

9. murmur

10. allergy

※填充題

1. tinnitus

2. menarche

3. hernia

4. convulsion

5. tachycardia

※聽力測驗

1. discharge

2. admission note

3. mammography

4. soft diet

5. steam inhalation

6. foley training

7. shaving

8. pathology

9. colon irrigation

10. social worker

CHAPTER 3

內外科常見用語

3-1 神經系統

3-2 內分泌系統

3-3 心臟血管系統

3-4 血液及淋巴系統

3-5 呼吸系統

3-6 消化系統

3-7 泌尿系統

3-8 肌肉骨骼系統

3-9 臨床實例

掃描

播放朗讀音檔

編著｜李淑真

修訂｜王采芷、黃盈禎、王守玉

MEDICAL TERMINOLOGY

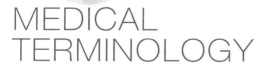

3-1 神經系統(Nervous System)

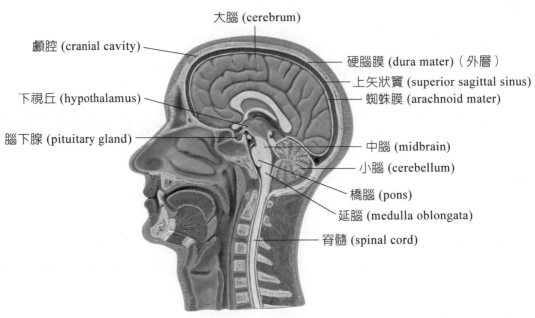

大腦 (cerebrum)

顱腔 (cranial cavity)

硬腦膜 (dura mater)（外層）

上矢狀竇 (superior sagittal sinus)

蜘蛛膜 (arachnoid mater)

下視丘 (hypothalamus)

腦下腺 (pituitary gland)

中腦 (midbrain)

小腦 (cerebellum)

橋腦 (pons)

延腦 (medulla oblongata)

脊髓 (spinal cord)

▶ 圖 3-1　大腦的結構

一、症狀及徵象

字　彙	中　譯
akinesia [ˌɛkəˈniʒə]	運動不能
ataxia [əˈtæksɪə]	運動失調
coma★ [ˈkomə]	昏迷
convulsion [kənˈvʌlʃən]	抽搐
drowsy★ [ˈdraʊzɪ]	嗜睡
dysphasia [dɪsˈfeʒə]	言語困難
epilepsy★ [ˈɛpɪˈlɛpsɪ]	癲癇

字　彙	中　譯
headache★ [ˈhɛdˌek]	頭痛
hemianopias [hɛmɪənˈapɪas]	偏盲
memory impairment [ˈmɛmərɪ ɪmˈpɛrmənt]	記憶受損（障礙）
motor disturbance [ˈmotə dɪˈstɜbəns]	活動失調
neurogenic bladder [nˌjurəˈʤɛnɪk ˈblædə]	神經性膀胱
neurogenic shock [nˌjurəˈʤɛnɪk ʃak]	神經性休克
numbness [ˈnʌmnɪs]	麻木
paralysis [pəˈræləsɪs]	癱瘓；麻痺
hemiparesis [hɛmɪˈpærəsɪs]	半癱
propulsive gait [prəˈpʌlsɪv get]	前傾步態
quadriplegia [ˌkwadrəˈpliʤɪə]	四肢麻痺
seizure★ [siʒə]	抽搐發作
sensory disturbance [ˈsɛnsərɪ dɪˈstɜbəns]	感覺障礙或失調
stupor★ [ˈstjupə]	木僵；靜呆狀態
syncope★ [sŋkəpɪ]	暈厥
tremor★ [trɛmə]	震顫
vertigo★ [vəˈtɪgo]	眩暈

二、常見診斷

字　彙	中　譯
aphasia [əˈfeʒə]	失語症
expressive aphasia [ɪkˈsprɛsɪv əˈfeʒə]	表達性失語症
global aphasia [ˈglobl̩ əˈfeʒə]	全失語症
receptive aphasia [rɪˈsɛptɪv əˈfeʒə]	接受性失語症
brain★ [bren]	腦
brain edema★ [bren ɪˈdimə]	腦水腫
brain contusion [bren kənˈtuʒən]	腦挫傷
brain concussion [bren kənˈkʌʃən]	腦震盪
brain tumor★ [bren ˈtjumə]	腦瘤
brain stem injury [bren stɛm ˈɪndʒərɪ]	腦幹損傷
basal skull fracture [ˈbesl̩ skʌl ˈfræktʃə]	顱底骨折
cerebr/o	腦
cerebral palsy, CP [ˈsɛrəbrəl ˈpɔlzɪ]	腦性麻痺
cerebrovascular accident, CVA [ˈsɛrəbroˈvæskjələ ˈæksədənt]	腦血管意外（中風）
hydrocephalus★ [ˌhaɪdrəˈsɛfələs]	水腦
head injury, HI [hɛd ˈɪndʒərɪ]	頭部外傷
hematoma [ˌhɛməˈtomə]	血腫
epidural hematoma (hemorrhage), EDH★ [ˈɛpəˈdjurəl ˌhɛməˈtomə (ˈhɛmərɪdʒ)]	硬腦膜上血腫（出血）

字　彙	中　譯
intracerebral hematoma, ICH★ [ɪntrəˈsɛrɪbrəl ˌhɛməˈtomə]	腦內血腫
subdural hematoma (hemorrhage), SDH★ [sʌbˈdjurəl ˌhɛməˈtomə (ˈhɛmərɪdʒ)]	硬腦膜下血腫（出血）
subarachnoid hemorrhage, SAH★ [ˌsʌbəˈræknɔɪd ˈhɛmərɪdʒ]	蛛網膜下腔出血
herniated intervertebral disc, HIVD★ [ˈhɜnɪˌetɪd ˌɪntəˈvɜtəbrəl dɪsk]	椎間盤突出
intracranial hemorrhage, ICH★ [ˌɪntrəˈkrenɪəl ˈhɛmərɪdʒ]	顱內出血
intracranial pressure, ICP★ [ˌɪntrəˈkrenɪəl ˈprɛʃə]	顱內壓
increased intracranial pressure, IICP★ [ɪnˈkrisd ˌɪntrəˈkrenɪəl ˈprɛʃə]	顱內壓升高
ischemic stroke★ [ɪsˈkɛmɪə strok]	缺血型中風
myasthenia gravis, MG★ [ˌmaɪəsˈθinɪə grævɪs]	重症肌無力
multiple sclerosis, MS★ [ˈmʌltəpḷ skləˈrosəs]	多發性硬化症
meningitis★ [ˈmɛnɪnˈdʒaɪtɪs]	腦膜炎
Parkinson's disease★ [ˈparkɪnsənz dɪˈziz]	巴金森氏病
spinal cord injury, SCI★ [ˈspaɪnḷ kɔrd ˈɪndʒərɪ]	脊髓損傷
thrombotic stroke★ [θrɑmbətɪk strok]	血栓型中風
transient ischemic attack, TIA★ [ˈtrænʃənt ɪsˈkɛmɪk əˈtæk]	暫時性缺血發作

三、臨床檢查及檢驗

字　彙	中　譯
carotid doppler image★ [kəˈratɪd daplə ˈɪmɪdʒ]	頸動脈杜卜勒攝影

字　彙	中　譯
cerebral angiography [ˈsɛrəbrəl ænʤɪˈagrəfɪ]	腦血管攝影
cisternal puncture [sɪsˈtɜnəl ˈpʌŋktʃə]	腦池穿刺
deep tendon reflex, DTR★ [dip ˈtɛndən ˈriflɛks]	深腱反射
echoencephalography [ɛkəɪnˈsɛfəlagrəfɪ]	腦部超音波檢查
electroencephalography, EEG★ [ɪˌlɛktrəɛnˌsɛfəˈlagrəfɪ]	腦部電波圖檢查
electromyography, EMG [ɪˌlɛktromaɪˈagrəfɪ]	肌電圖檢查
evoked potential, EP [ɪˈvok pəˈtɛnʃəl]	誘發電位檢查
Glasgow coma scale, GCS★ [ˈglæsgo ˈkomə skel]	格拉斯寇昏迷量表
lumbar puncture, LP★ [ˈlʌmbə ˈpʌŋktʃə]	腰椎穿刺
muscle power, MP★ [ˈmʌsl̩ ˈpaʊə]	肌肉強度；肌力
myelography [ˌmaɪəˈlagrəfɪ]	脊髓攝影
percutaneous carotied arteriogram [pəkjuˈtænɪs kəˈratɪd arˈtɪrɪəˌgræm]	經皮頸動脈攝影
ventricular puncture [vɛnˈtrɪkjələ ˈpʌŋktʃə]	腦室穿刺

四、常見治療

（一）藥物治療

字　彙	中　譯
anticoagulation★ [æntɪkəˈægəleʃən]	抗凝血劑
anticonvulsant [æntɪkənˈvʌlsənt]	抗痙攣劑

字　彙	中　譯
antithrombotic drug [ˌæntɪˈθrambətɪk drʌg]	抗血栓藥物
calcium channel blocker★ [ˈkælsɪəm ˈtʃænl blokə]	鈣離子阻斷劑
corticosteroid [ˌkɔrtɪkəˈstɪrɔɪd]	皮質類固醇
osmotic diuretic [azˈmatɪk dɪjuˈrɛktɪk]	滲透性利尿劑
thrombotic agent [θrambətɪk ˈedʒənt]	血栓溶解劑

（二）手　術

字　彙	中　譯
craniotomy [ˌkrenɪˈatəmɪ]	顱骨切開術
craniectomy [krenɪˈɛktəmɪ]	顱骨切除術
decompression laminections with fusions [ˈdikəmˈprɛʃən læmɪˈneʃən wɪð ˈfjuʒəns]	減壓性椎間板切除術合併融合術
discectomy [dɪskˈɛktəmɪ]	椎間盤切除術
laminectomy [ˌlæmɪˈnɛktəmɪ]	椎板切除術
hemilaminectomy [hɛmɪlæmɪˈnɛkəmɪ]	半椎板切除術
microneurosurgery [maɪkroˈnjurəˈsədʒɛrɪ]	顯微神經手術
spinal fusion [ˈspaɪnl ˈfjuʒən]	脊椎融合術
ventriculostomy; external ventricular drain [vɛnˌtrɪkjuˈlastəmɪ]; [ɪkˈstɜnəl vɛnˌtrɪkjulə dren]	腦室造口術；腦室引流

五、相關字彙

字　彙	中　譯
activity of daily living, ADL [æk´tɪvətɪ əv ´delɪ ´lɪvɪŋ]	日常生活活動
backboard [´bæk´bɔrd]	背架
collar★ [´kɑlɚ]	頸圈
occupational therapy, OT★ [´ɑkjə´peʃənl ´θɛrəpɪ]	職能治療
physiotherapy, PT★ [´fɪzɪo´θɛrəpɪ]	物理治療

腦力激盪 EXERCISE

一、簡要病歷閱讀練習

1. **Chief complaint:** According to the family caregiver, the patient felt drowsy and had weakness in the right leg this morning.

2. **Present illness:** This 55-year-old male patient was diagnosed with hypertension for 10 years, and has been regularly treated in OPD. This morning he felt drowsy and had numbness and weakness in his right hand. He went to the local clinic for help. There, Dr. Wang referred him to our emergency room for further management.

3. **Management plans:**
   (1) Arrange a brain CT.
   (2) Consult a neurologist.

二、配合題

請選出正確的中譯答案。

( )　　1.　hydrocephalus

( )　　2.　electroencephalography

( )　　3.　laminectomy

( )　　4.　sensory disturbance

( )　　5.　intracerebral hematoma

( )　　6.　craniotomy

( )　　7.　intracranial hemorrhage

( )　　8.　hemiparesis

( )　　9.　corticosteroid

( )　　10.　cerebral angiography

A.　顱內出血

B.　半癱

C.　腦血管攝影

D.　椎板切除術

E.　皮質類固醇

F.　顱骨切開術

G.　水腦

H.　感覺障礙或失調

I.　腦內血腫

J.　腦部電波圖檢查

三、英譯題

請寫出下列中文的英譯。

1. 椎間盤脫出 _____

6. 癱瘓 _____

2. 蛛網膜下腔出血 _____

7. 血腫 _____

3. 癲癇發作 _____

8. 抗血栓藥物 _____

4. 肌電圖檢查 _____

9. 四肢麻痺 _____

5. 腦膜炎 _____

10. 腦性麻痺 _____

四、填充題

請依原文解釋寫出正確的字彙：

1. Paralysis of all four extremities.

q_____

2. Pertaining to an increased amount of cerebrospinal fluid within the brain.

h_____

3. Inflammation of the meninges of the spinal cord or brain.

m_____

4. Impairment of speech caused by a brain lesion.

d_____

5. The hemorrhage to create the blood clot in the brain.

h_____

五、聽力測驗

掃描朗讀音檔

（聆聽「朗讀音檔」中的單字，並寫下答案）

1. c _____

2. h _____

3. s _____

4. v _____

5. b _____

6. b _____

7. h _____

8. m _____

9. P _____

10. l _____

※ 配合題

1.(G)　2.(J)　3.(D)　4.(H)　5.(I)　6.(F)　7.(A)　8.(B)　9.(E)　10.(C)

※ 英譯題

1. herniated intervertebral disc

2. subarachnoid hemorrhage

3. epilepsy

4. electromyography

5. meningitis

6. paralysis

7. hematoma

8. antithrombotic drug

9. quadriplegia

10. cerebral palsy

※ 填充題

1. quadriplegia

2. hydrocephalus

3. meningitis

4. dysphasia

5. hematoma

※ 聽力測驗

1. coma

2. headache

3. seizure

4. vertigo

5. brain edema

6. brain tumor

7. hydrocephalus

8. meningitis

9. Parkinson's disease

10. laminectomy

3-2 內分泌系統(Endocrine System)

MEDICAL TERMINOLOGY

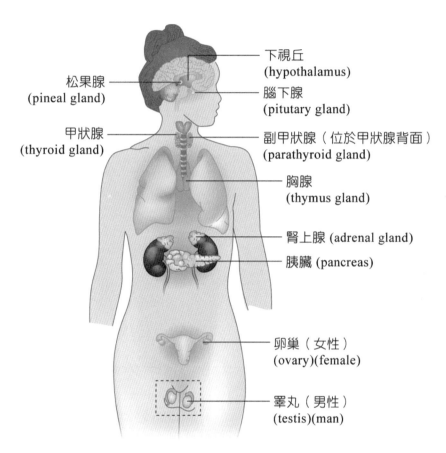

松果腺
(pineal gland)

甲狀腺
(thyroid gland)

下視丘
(hypothalamus)

腦下腺
(pitutary gland)

副甲狀腺（位於甲狀腺背面）
(parathyroid gland)

胸腺
(thymus gland)

腎上腺 (adrenal gland)

胰臟 (pancreas)

卵巢（女性）
(ovary)(female)

睪丸（男性）
(testis)(man)

▶ 圖 3-2　內分泌腺體

一、症狀及徵象

字　彙	中　譯
Addison's crisis★ [ædɪsonz ˈkraɪsɪs]	艾迪森氏危機； 腎上腺危機
diabetic neuropathy [ˌdaɪəˈbɛtɪk nuˈrapəθɪ]	糖尿病性神經病變
diabetic retinopathy [ˌdaɪəˈbɛtɪk rɛtəˈnapəθɪ]	糖尿病性視網膜病變
exophthalmos [ˌɛksafˈθælməs]	眼球突出

字　彙	中　譯
glycosuria [ˌɡlaɪkoˈsjurɪə]	尿糖
hand tremors [hænd ˈtrɛmə]	手顫抖
heat intolerance [hit ɪnˈtalərəns]	不耐熱
hypercalcemia★ [ˌhaɪpəˌkəlˈsimɪə]	高血鈣
hyperglycemia★ [ˌhaɪpəˌɡlaɪˈsimɪə]	高血糖
hyperkalemia★ [ˌhaɪpəˌkəˈlimɪə]	高血鉀
hypernatremia [ˌhaɪpəˌnəˈtrɛmɪə]	高血鈉
hypocalcemia [ˌhaɪpokæˈlsimɪə]	低血鈣
hypoglycemia★ [ˌhaɪpoɡlaɪˈsimɪə]	低血糖
hypokalemia [ˌhaɪpokəˈlimɪə]	低血鉀
hyponatremia [ˌhaɪponəˈtrɛmɪə]	低血鈉
ketonuria [kɪtəˈnjurɪə]	酮尿
Kussmaul's breathing★ [kusməlz ˈbriðɪŋ]	庫斯莫爾氏呼吸
myxedema [ˌmɪksɪˈdimə]	黏液水腫
myxedema coma 　　[ˌmɪksɪˈdimə ˈkomə]	黏液水腫昏迷
painless neuropathy [ˈpenləs nuˈrapəθɪ]	無痛性神經病變
polydipsia [ˌpalɪˈdɪpsɪə]	多喝
polyphagia [palɪˈfedʒɪə]	多吃

字　彙	中　譯
polyuria [ˌpɑlɪˈjurɪə]	多尿
thyroid goiter [ˈθaɪrɔɪd ˈgɔɪtə]	甲狀腺腫大

二、常見診斷

字　彙	中　譯
acromegaly [ˌækrəˈmɛgəlɪ]	肢端肥大症
Addison's disease [ædɪsənz dɪˈziz]	艾迪森氏病；腎上腺皮質功能低下症
adrenal cortical adenoma [ædˈrinɬ kɔrtɪkɬ ˌædəˈnomə]	腎上腺皮質腺瘤
cretinism [ˈkritɪnˌɪzəm]	呆小症
Cushing's syndrome★ [kuʃɪŋz ˈsɪndrom]	庫欣氏症候群
diabetes insipidus, DI [ˌdaɪəˈbitiz ɪnˈsɪpɪdəs]	尿崩症
diabetic ketoacidosis, DKA★ [ˌdaɪəˈbɛtɪk kitəˈæsɪˈdosɪs]	糖尿病酮酸中毒
diabetes mellitus, DM★ [ˌdaɪəˈbitiz məˈlaɪtəs]	糖尿病
Type 1 diabetes mellitus (insulin-dependent diabetes mellitus, IDDM) [taɪp wʌn ˌdaɪəˈbitiz məˈlaɪtəs] [ˈɪnsəlɪn dɪˈpɛndənt ˌdaɪəˈbitiz məˈlaɪtəs]	第 1 型糖尿病（胰島素依賴型糖尿病）
Type 2 diabetes mellitus (non-insulin-dependent diabetes mellitus, NIDDM) [taɪp tu ˌdaɪəˈbitiz məˈlaɪtəs] [nan ˈɪnsəlɪn dɪˈpɛndənt ˌdaɪəˈbitiz məˈlaɪtəs]	第 2 型糖尿病（非胰島素依賴型糖尿病）
dwarfism [ˈdwɔrˈfɪzm]	侏儒症
gigantism [dʒaɪˈgæntɪzm̩]	巨人症
Grave's disease; toxic diffuse goiter [grævz dɪˈziz]; [ˈtaksɪk dɪˈfjus ˈgɔɪtə]	格雷氏病；毒性瀰漫性甲狀腺腫

字　彙	中　譯
hyperglycemic hyperosmolar nonketotic coma, HHNK★ [ˌhaɪpɚglaɪˈsɛmɪə ˌhaɪpɚazˈmolɚ nankiˈtətɪk ˈkomə]	高血糖高滲透性非酮性昏迷
hyperglycemic hyperosmolar state, HHS [ˌhaɪpɚglaɪˈsɛmɪə ˌhaɪpɚazˈmolɚ stet]	高血糖高滲透性狀態
hyperparathyroidism [ˌhaɪpɚˌpærəˈθaɪrɔɪdɪzəm]	副甲狀腺功能亢進症
hyperthyroidism [ˌhaɪpɚˈθaɪrɔɪdɪzəm]	甲狀腺功能亢進症
hypopituitarism [ˌhaɪpopəˈtjuətəˌrɪzəm]	腦下垂體功能低下症
hypothyroidism [ˌhaɪpoˈθaɪrɔɪdɪzəm]	甲狀腺功能低下症
pheochromocytoma [ˌfɪəkroməsaɪˈtomə]	嗜鉻細胞瘤
syndrome of inappropriate secretion antidiuretic★ **hormone, SIADH** [ˈsɪndrom əv ˈɪnəˈproprɪət sɪˈkriʃən ˌæntɪdaɪjuˈrɛtɪk ˈhɔrmon]	抗利尿激素分泌不當症候群
thyroid carcinoma★ [ˈθaɪrɔɪd ˌkarsɪˈnomə]	甲狀腺癌
thyroid storm [ˈθaɪrɔɪd stɔrm]	甲狀腺風暴
thyroiditis [ˌθaɪrɔɪˈdaɪtɪs]	甲狀腺炎

三、臨床檢查及檢驗

字　彙	中　譯
basal cortisol secretion [ˈbesl̩ ˈkɔrtɪsal sɪˈkriʃən]	基礎皮質醇分泌測定
cortison suppression test [kɔrtəson səˈprɛʃən tɛst]	血漿皮質醇測試
glycosylated hemoglobin, HbA₁c★ [glɪkəˈsaɪlɛtɪd himəˈglobɪn]	糖化血紅素檢查
oral glucose tolerance test, OGTT [ˈɔrəl ˈglukos ˈtalərəns tɛst]	口服葡萄糖耐量試驗

字　彙	中　譯
radioactive iodine(¹³¹I) uptake, RAIU [ˈredɪoˈæktɪv aɪəˌdaɪn ˈʌpˌtek]	放射性碘攝取試驗
thyroid scan [ˈθaɪrɔɪd skæn]	甲狀腺掃描

四、常見治療

字　彙	中　譯
adrenalectomy [əˌdrɛnəˈlɛktəmɪ]	腎上腺切除術
diabetes mellitus diet, DM diet [ˌdaɪəˈbitiz məˈlaɪtəs ˈdaɪət]	糖尿病飲食
insulin★ [ˈɪnsəlɪn]	胰島素
oral anti-diabetic agent, OAA [ˈɔrəl æntɪ ˌdaɪəˈbɛtɪk ˈedʒənt]	口服抗糖尿病藥物
oral hypoglycemic agent, OHA [ˈɔrəl ˌhaɪpoglaɪˈsimɪk ˈedʒənt]	口服降血糖藥物
radioiodine therapy [ˌredɪoˈaɪədaɪn ˈθɛrəpɪ]	放射性碘治療
thyroidectomy [ˌθaɪrɔɪˈdɛktəmɪ]	甲狀腺切除術
subtotal thyroidectomy 　[ˌsʌbˈtotḷ ˌθaɪrɔɪˈdɛktəmɪ]	次全甲狀腺切除術
total thyroidectomy 　[ˈtotḷ ˌθaɪrɔɪˈdɛktəmɪ]	全甲狀腺切除術
transsphenoidal hypophysectomy [ˌtrænsfɪˈnɔɪdəl ˌhaɪpofəˈsɛktəmɪ]	經蝶骨切除腦下垂體
vacuum assisted closure, VAC [ˈvækjuəm əˈsɪst ˈkloʒə]	負壓傷口處理法； 密閉式抽吸療法

腦力激盪 | EXERCISE

 一、簡要病歷閱讀練習

1. **Chief complaint:** Progressiveweight loss and heat intolerance has been noted for two months.

2. **Present illness:** The 36-year-old female has been in good health till two month ago.Since then, she has lost about 5Kg, with symptoms and signs including: heat intolerance, palpitation, diarrhea, irregular menstruation, dyspnea on exertion, enlarged neck, hand tremors, and prominent stared eyes. Because her mother has thyroid goiter, she decided to visit Dr. Wang for help.

3. **Management plans:**
   (1) Arrange a thyroid scan.
   (2) Check T_3, T_4, TSH.

二、配合題

請選出正確的中譯答案。

( )　　1. gigantism　　　　　　　　A. 糖尿病酮酸中毒

( )　　2. polydipsia　　　　　　　　B. 甲狀腺腫大

( )　　3. Addison's disease　　　　　C. 糖化血紅素檢查

( )　　4. thyroidectomy　　　　　　D. 巨人症

( )　　5. cretinism　　　　　　　　E. 腎上腺危機

( )　　6. HbA_{1c}　　　　　　　　　F. 呆小症

( )　　7. Addison's crisis　　　　　　G. 腎上腺皮質功能低下症

( )　　8. OGTT　　　　　　　　　　H. 多喝

( )　　9. diabetic ketoacidosis　　　　I. 甲狀腺切除術

( )　　10. thyroid goiter　　　　　　　J. 口服葡萄糖耐量試驗

三、英譯題

請寫出下列中文的英譯。

1. 腎上腺切除術 _____
2. 甲狀腺功能亢進症 _____
3. 多吃 _____
4. 腦下垂體功能低下症 _____
5. 侏儒症 _____

6. 酮尿 _____
7. 嗜鉻細胞瘤 _____
8. 肢端肥大症 _____
9. 放射性碘治療 _____
10. 糖尿病 _____

四、填充題

請依原文解釋寫出正確的字彙。

1. Inflammation of the thyroid.   t_____

2. Pertaining to an abnormal protrusion of the eye.   e_____

3. Excessive urination.   p_____

4. A condition of deficient amounts of sugar in the   h_____
   blood.

5. A condition of excessive amounts of calcium in   h_____
   the blood.

五、聽力測驗   掃描朗讀音檔

（聆聽「朗讀音檔」中的單字，並寫下答案）

1. h_____
2. h_____
3. A_____
4. C_____
5. h_____

6. p_____
7. t_____
8. a_____
9. i_____
10. t_____

※ 配合題

1.(D)　　2.(H)　　3.(G)　　4.(I)　　5.(F)　　6.(C)　　7.(E)　　8.(J)　　9.(A)　　10.(B)

※ 英譯題

1. adrenalectomy

2. hyperthyroidism

3. polyphagia

4. hypopituitarism

5. dwarfism

6. ketouria

7. pheochromocytoma

8. acromegaly

9. radioiodine therapy

10. diabetic mellitus

※ 填充題

1. thyroiditis

2. exophthalmos

3. polyuria

4. hypoglycemia

5. hypercalcemia

※ 聽力測驗

1. hyperkalemia

2. hyponatremia

3. Addison's disease

4. Cushing's syndrome

5. hyperthyroidism

6. pheochromocytoma

7. thyroid carcinoma

8. adrenalectomy

9. insulin

10. total thyroidectomy

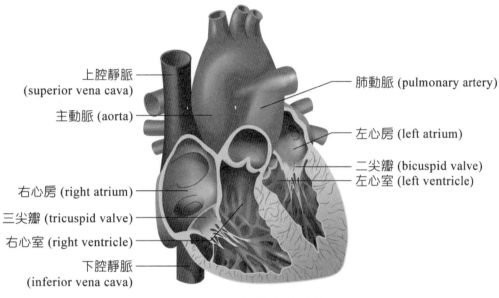

上腔靜脈 (superior vena cava)

主動脈 (aorta)

右心房 (right atrium)

三尖瓣 (tricuspid valve)

右心室 (right ventricle)

下腔靜脈 (inferior vena cava)

肺動脈 (pulmonary artery)

左心房 (left atrium)

二尖瓣 (bicuspid valve)

左心室 (left ventricle)

▶ 圖 3-3 心臟血管系統

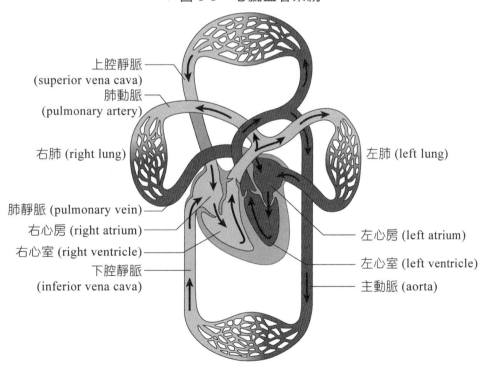

上腔靜脈 (superior vena cava)

肺動脈 (pulmonary artery)

右肺 (right lung)

肺靜脈 (pulmonary vein)

右心房 (right atrium)

右心室 (right ventricle)

下腔靜脈 (inferior vena cava)

左肺 (left lung)

左心房 (left atrium)

左心室 (left ventricle)

主動脈 (aorta)

▶ 圖 3-4 血液循環路徑

一、症狀及徵象

字　彙	中　譯
asystole★ [eˊsɪstəlɪ]	心搏停止
atherosclerosis [ˌæθəroskləˊrosɪs]	動脈粥狀硬化
cardiomegaly [kardɪoməˊgelɪ]	心臟肥大
circulation, movement, sensation, CMS [ˊsɝkjəˊleʃən muvmənt sɛnˊseʃən]	循環、移動活動、感覺
peripheral cyanosis [pəˊrɪfərəl saɪəˊnosɪs]	周邊性發紺
erythema [ˌɛrɪˊθimə]	紅斑
gangrene [gæŋgrin]	壞疽
hypercholesteremia [ˌhaɪpəkəˌlɛstəˊrɛmɪə]	高膽固醇血症
hyperlipemia [ˌhaɪpəlɪˊpɛmɪə]	高脂血症
intermittent claudication [ˌɪntəˊmɪtnt klɔdəˊkeʃən]	間歇性跛行
irregular heart beat [ɪˊrɛgjələ hart bit]	心跳不規律
jugular venous engorgement, JVE [ˊdʒʌgjələ ˊvinəs ɪnˊgɔrdʒmənt]	頸靜脈怒張
limb cool [lɪm kul]	肢體冰冷
murmur★ [ˊmɝmə]	心雜音
necrosis tissue [nɛˊkrosɪs ˊtɪʃu]	壞死組織
palpitation★ [ˌpælpəˊteʃən]	心悸
pitting edema★ [ˊpɪtɪŋ iˊdimə]	凹陷性水腫

字　彙	中　譯
poikilothermia [pɔɪˈkɪləθəˌmɪə]	溫度異常
pulselessness [pʌlslɪsnɛs]	脈搏消失
rest pain [rɛst pen]	休息痛
swelling★ [ˈswɛlɪŋ]	腫脹
syncope★ [ˈsɪŋkəpɪ]	昏倒

二、常見診斷

字　彙	中　譯
acute pulmonary edema★ [əˈkjut ˈpʌlməˈnɛrɪ iˈdimə]	急性肺水腫
aneurysm★ [ˈænjəˌrɪzm̩]	動脈瘤
abdominal aortic aneurysm 　[æbˈdamən] eˈɔrtɪk ˈænjəˌrɪzəm]	腹主動脈瘤
aortic aneurysm 　[eˈɔrtɪk ˈænjəˌrɪzəm]	主動脈瘤
angina pectoris [ænˈʤaɪnə ˈpɛktərəs]	心絞痛
aortic dissection★ [eˈɔrtɪk dɪˈsɛkʃən]	主動脈剝離
aortic regurgitation, AR [eˈɔrtɪk rɪˌgɝʤəˈteʃən]	主動脈回流
aortic stenosis, AS [eˈɔrtɪk stɪˈnosɪs]	主動脈瓣狹窄
arrhythmia★ [əˈrɪθmɪə]	心律不整
atrial fibrillation, Af★ [ˈætrɪəl fɪbrəˈleʃən]	心房纖維顫動
atrial flutter, AF★ [ˈætrɪəl ˈflʌtə]	心房撲動

字　彙	中　譯
atrio-ventricular block, A-V block★ [ˌɛtrɪə-vɛnˈtrɪkjələ blak]	房室傳導阻滯
first degree A-V block [fɜst dɪˈgri ˈe-ˈvi blak]	第一度房室傳導阻滯
second degree A-V block [ˈsɛkənd dɪˈgri ˈe-ˈvi blak]	第二度房室傳導阻滯
third degree A-V block, complete heart block [θɜd dɪˈgri ˈe-ˈvi blak, kəmˈplit hart blak]	第三度房室傳導阻滯
bacterial endocarditis, BE [bækˈtɪrəl ˌɛndokarˈdaɪtɪs]	細菌性心內膜炎
cardiac tamponade [ˈkardɪæk ˌtæmpəˈned]	心臟填塞
chronic venous insufficiency, CVI [ˈkranɪk ˈvinəs ˌɪnsəˈfɪʃənsɪ]	靜脈功能不全
congestive heart failure, CHF★ [kənˈʤɛstɪv hart ˈfeljə]	充血性心臟衰竭
coronary artery disease, CAD [ˈkɔrəˈnɛrɪ ˈartər dɪˈziz]	冠狀動脈疾病
heart disease [hart dɪˈziz]	心臟病
arteriosclerotic heart disease, ASHD [arˌtɪroskləˈratɪk hart dɪˈziz]	動脈硬化性心臟病
ischemic heart disease, IHD★ [ɪsˈkɛmɪk hart dɪˈziz]	缺血性心臟病
rheumatic heart disease, RHD [ruˈmætɪk hart dɪˈziz]	風濕性心臟病
valve heart disease, VHD [vælv hart dɪˈziz]	瓣膜性心臟病
hypertension, HT, H/T★ [ˌhaɪpəˈtɛnʃən]	高血壓
hypertensive cardiovascular disease, HCVD [ˌhaɪpəˈtɛnsɪv ˌkardɪoˈvæskjʊlə dɪˈziz]	高血壓性心血管疾病
hypovolemic shock [ˌhaɪpovəˈlɛmɪə ʃak]	低血容積性休克
mitral regurgitation, MR [ˈmaɪtrəl rɪˌgɜʤəˈteʃən]	僧帽瓣回流

字　彙	中　譯
mitral stenosis, MS [ˈmaɪtrəl stɪˈnosɪs]	僧帽瓣狹窄
myocardial infarction, MI★ [maɪəˈkardɪəl ɪnˈfarkʃən]	心肌梗塞
myocarditis [ˌmaɪokarˈdaɪtɪs]	心肌炎
paroxysmal atrial tachycardia, PAT [ˌpærəkˈsɪzml ˈætrɪəl ˌtækɪˈkardɪə]	陣發性心房搏動過速
paroxysmal supraventicular tachycardia, PSVT★ [ˌpærəkˈsɪzml ˌsjuprəˈvɛntɪkjuə ˌtækɪˈkardɪə]	陣發性心室上心博過速
pericarditis [ˌpɛrɪkarˈdaɪtɪs]	心包膜炎
peripheral arterial disease, PAD [pəˈrɪfərəl arˈtɪrɪəl dɪˈziz]	周邊動脈疾病
peripheral arterial occlusive disease, PAOD [pəˈrɪfərəl arˈtɪrɪəl əˈklusɪv dɪˈziz]	周邊動脈阻塞疾病
peripheral vascular disease, PVD [pəˈrɪfərəl ˈvæskjələ dɪˈziz]	周邊血管疾病
premature contraction [ˌprɪməˈtʃur kənˈtrækʃən]	早期收縮
atrial premature contraction, APC 　[ˈætrɪl ˌprɪməˈtʃur kənˈtrækʃən]	心房早期收縮
ventricular premature contraction, VPC 　[vɛnˈtrɪkjələ ˌprɪməˈtʃur kənˈtrækʃən]	心室早期收縮
pulmonary stenosis, PS [ˈpʌlməˈnɛrɪ stɪˈnosɪs]	肺動脈狹窄
septic shock★ [ˈsɛptɪk ʃak]	敗血性休克
sinus bradycardia★ [ˈsaɪnəs ˌbrædɪˈkardɪə]	竇性心搏過緩
sinus tachycardia★ [ˈsaɪnəs ˌtækɪˈkardɪə]	竇性心搏過速
thrombophlebitis [ˌθrambofliˈbaɪtɪs]	血栓靜脈炎
deep vein thrombosis, DVT★ 　[dip ven θramˈbosɪs]	深部靜脈血栓靜脈炎

字　彙	中　譯
tricuspid regurgitation, TR [traɪˈkʌspɪd rɪˌgɜʤəˈteʃən]	三尖瓣回流
tricuspid stenosis, TS [traɪˈkʌspɪd stɪˈnosɪs]	三尖瓣狹窄
varicose vein [ˈværɪˌkos ven]	靜脈曲張
ventricular fibrillation, Vf★ [vɛnˈtrɪkjələˌfɪbrəˈleʃən]	心室纖維顫動
ventricular tachycardia, VT★ [vɛnˈtrɪkjələˌtækɪˈkardɪə]	心室搏動過速

三、臨床檢查及檢驗

字　彙	中　譯
angiography [ændʒɪˈagrəfɪ]	血管攝影
ankle-brachial index, ABI [ˈæŋkl ˈbrekɪəl ˈɪndɛks]	足踝－手臂指標
central venous pressure, CVP★ [ˈsɛntrəl ˈvinəs ˈprɛʃə]	中心靜脈壓
cardiac catheterization [ˈkardɪæk kæθtəˌrəzeʃən]	心導管檢查
cardiac enzyme test [ˈkardɪæk ˈɛnzaɪm tɛst]	心肌酶檢查
Doppler ultrasound [dʌplə ˈʌltrəˈsaʊnd]	杜卜勒超音波檢查
echocardiography [ɛkəˌkardɪˈagrəfɪ]	心臟超音波檢查
electrocardiogram, ECG, EKG★ [ɪˌlɛktroˈkadɪəˌgræm]	心電圖
treadmil exercise test [trɛdˈmɪl ˈɛksəˈsaɪz tɛst]	運動心電圖；跑步機運動試驗
Holter EKG monitor★ [holtə ɪˈkəˌʤ ˈmɔnətə]	霍特心電圖監測

四、常見治療

（一）一般治療

字　彙	中　譯
artificial cardiac pacemaker [ˌɑrtəˈfɪʃəl kɑrdɪˈæk ˈpesˈmekɚ]	人工心臟節律器
cardiopulmonary resuscitation, CPR [ˌkɑrdɪoˈpʌlmənəri rɪˌsʌsəˈteʃən]	心肺復甦術
defibrillation [dɪˈfaɪbrəˈleʃən]	去纖維震顫術
hyperbaric oxygen therapy, HBO [ˌhaɪpɚˈbærɪk ˌɑksɪdʒən ˈθɛrəpɪ]	高壓氧治療
percutaneous transluminal angioplasty, PTA [pɜkjəˈtenɪəs trænsˈlumɪnəl ˌændʒɪoˈplæstɪ]	經皮穿腔血管成形術
PTA with stent deployment [ˈpiˈtiˈe wɪθ stɛnt dɪˈplɔɪmənt]	經皮血管成形術併支架置入
PTCA with intracoronary stent★ [ˈpiˈtiˈsiˈe wɪθ ˌɪntraˈkɔrəˌnɛri stɛnt]	冠狀動脈支架植入術
percutaneous transluminal coronary angioplasty, PTCA [pɜkjəˈtenɪəs ˌtrænsˈlumɪnəl ˌkɔrəˈnɛri ˌændʒɪoˈplæstɪ]	經皮穿腔冠狀動脈血管成形術；冠狀動脈氣球擴張術
pericardiocentesis [ˌpɛrəˌkɑrdɪosɛnˈtisɪs]	心包穿刺術

（二）飲食治療

字　彙	中　譯
low fat diet [lo fæt ˈdaɪət]	低脂肪飲食
low salt diet [lo sɑlt ˈdaɪət]	低鹽飲食
low sodium diet [lo ˈsodɪəm ˈdaɪət]	低鈉飲食
low cholesterol diet [lo kəˈlɛstɚˈrəl ˈdaɪət]	低膽固醇飲食
restriction of water [rɪˈstrɪkʃən əv wɔtɚ]	限水

（三）藥物治療

字　彙	中　譯
digitalis glycoside [ˈdɪdʒəˈtelɪs ˈglaɪkəˌsaɪd]	毛地黃製劑
vasodilators [væsədaɪˈletəz]	血管擴張劑
diuretics★ [ˌdaɪjuˈrɛtɪks]	利尿劑

（四）手術治療

字　彙	中　譯
ambulatory phlebectomy [ˈæmbjələˌtorɪ flɪˈbɛktəmɪ]	靜脈曲張顯微手術
bypass graft [ˌbaɪˈpæs græft]	繞道移植手術
coronary artery bypass graft, CABG★ [ˌkɔrəˈnɛrɪ ˈartərɪ ˌbaɪˈpæs græft]	冠狀動脈繞道移植術
cardiopulmonary bypass [ˌkardɪoˈpʌlmənərɪ ˌbaɪˈpæs]	心肺繞道術
heart transplantation [hart ˌtrænsplænˈteʃən]	心臟移植
pericardiotomy [pɛrəˌkardɪˈatəmɪ]	心包膜切除術
pericardial window procedure [ˌpɛrəˈkardɪəl ˈwɪndo prəˈsidʒə]	心包開窗術
sclerotherapy of varicose vein [sklirəˈθərəpɪ əv ˈværɪˌkos ven]	靜脈曲張硬化注射療法
valvuloplasty [ˈvælvjələˌplæstɪ]	瓣膜成形術
valve replacement [vælv rɪˈplesmənt]	瓣膜置換術

腦力激盪 | EXERCISE

一、簡要病歷閱讀練習

1. **Chief complaint:** The patient had sudden anterior chest pain one hour before admission. The chest pain was described as a heaviness sensation which spread to both arms and shoulder and was associated with cold sweating, dyspnea and palpitation. The symptom persisted for 30 minutes and could not be relieved by NTG.

2. **Present illness:** This 60-year-old female had a history of intermittent palpitation for 10 years. She had increased shortness of breath in the recent week. She has suffered from hypertension for ten years and has been regularly treated in OPD.

3. **Management plant:**
    (1) Series follow-up ECG and cardiac enzyme studies.
    (2) Echocardiographic study for determining the severity of mitral stenosis.

二、配合題

請選出正確的中譯答案。

( )　1.　electrocardiogram　　　　A.　血管擴張劑

( )　2.　vasodilators　　　　　　B.　瓣膜成形術

( )　3.　pericarditis　　　　　　C.　壞疽

( )　4.　congestive heart failure　D.　高血壓

( )　5.　valvuloplasty　　　　　E.　心肌梗塞

( )　6.　aortic aneurysm　　　　F.　心包膜炎

( )　　7.　peripheral cyanosis　　　　G.　心電圖

( )　　8.　myocardial infarction　　　H.　充血性心臟衰竭

( )　　9.　gangrene　　　　　　　　 I.　主動脈瘤

( )　　10.　hypertension　　　　　　 J.　周邊性發紺

三、英譯題

請寫出下列中文的英譯。

1. 心肌梗塞 _____ 　　6. 心律不整 _____

2. 心悸 _____ 　　7. 心臟肥大 _____

3. 心絞痛 _____ 　　8. 靜脈曲張 _____

4. 心臟移植 _____ 　　9. 去纖維震顫術 _____

5. 血栓靜脈炎 _____ 　　10. 利尿劑 _____

四、填充題

請依原文解釋寫出正確的字彙。

1. A condition in which there is a lack of rhythm of the heartbeat.　　a_____

2. High blood pressure; a disease of the arteries caused by such pressure.　　h_____

3. A condition of the arteries characterized by the buildup of fatty substances and hardening of the walls.　　a_____

4. Difficulty in breathing.　　d_____

5. Enlargement of the heart.　　c_____

五、聽力測驗 掃描朗讀音檔

（聆聽「朗讀音檔」中的單字，並寫下答案）

1. h_____

2. h_____

3. A_____

4. C_____

5. h_____

6. p_____

7. t_____

8. a_____

9. i_____

10. t_____

※ 配合題

1.(G)   2.(A)   3.(F)   4.(H)   5.(B)   6.(I)   7.(J)   8.(E)   9.(C)   10.(D)

※ 英譯題

1. myocardial infarction

2. palpitation

3. angina pectoris

4. heart transplantation

5. thrombophlebitis

6. arrhythmia

7. cardiomegaly

8. varicose vein

9. defibrillation

10. diuretics

※ 填充題

1. arrhythmia

2. hypertension

3. atherosclerosis

4. dyspnea

5. cardiomegaly

※ 聽力測驗

1. asystole

2. murmur

3. pitting edema

4. syncope

5. aortic dissection

6. arrhythmia

7. myocarditis

8. angiography

9. defibrillation

10. valvuloplasty

3-4 血液及淋巴系統(Hemic and Lymphatic system)

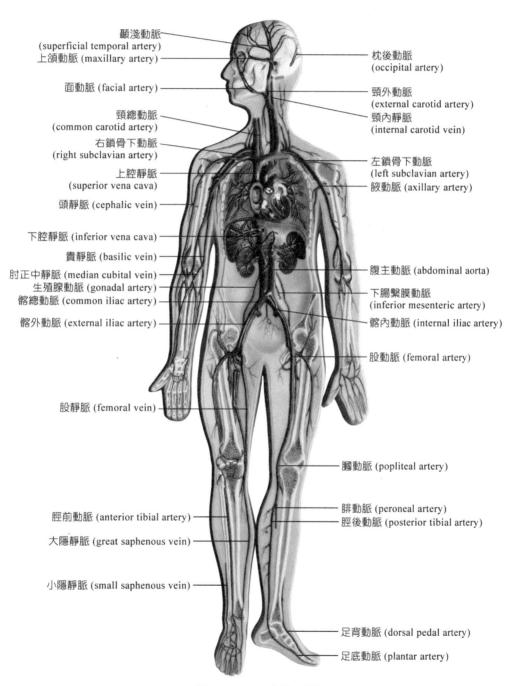

顳淺動脈
(superficial temporal artery)
上頜動脈 (maxillary artery)

面動脈 (facial artery)

頸總動脈
(common carotid artery)
右鎖骨下動脈
(right subclavian artery)
上腔靜脈
(superior vena cava)
頭靜脈 (cephalic vein)

下腔靜脈 (inferior vena cava)
貴靜脈 (basilic vein)
肘正中靜脈 (median cubital vein)
生殖腺動脈 (gonadal artery)
髂總動脈 (common iliac artery)
髂外動脈 (external iliac artery)

股靜脈 (femoral vein)

脛前動脈 (anterior tibial artery)
大隱靜脈 (great saphenous vein)

小隱靜脈 (small saphenous vein)

枕後動脈
(occipital artery)
頸外動脈
(external carotid artery)
頸內靜脈
(internal carotid vein)

左鎖骨下動脈
(left subclavian artery)
腋動脈 (axillary artery)

腹主動脈 (abdominal aorta)
下腸繫膜動脈
(inferior mesenteric artery)
髂內動脈 (internal iliac artery)

股動脈 (femoral artery)

膕動脈 (popliteal artery)

腓動脈 (peroneal artery)
脛後動脈 (posterior tibial artery)

足背動脈 (dorsal pedal artery)
足底動脈 (plantar artery)

▶ 圖 3-5　(a)血液系統

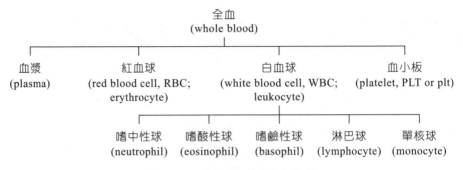

▶ 圖 3-5　(b)血液的組成成分

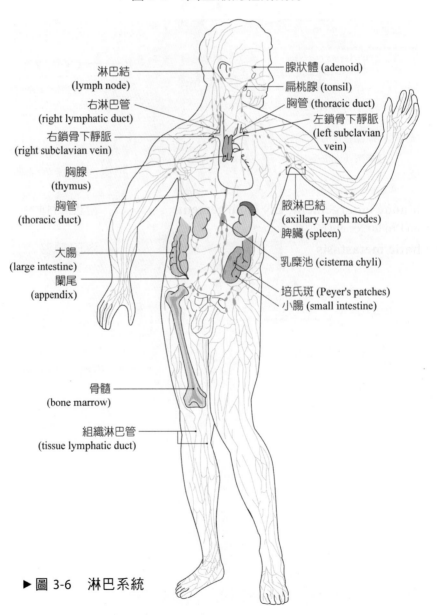

▶ 圖 3-6　淋巴系統

一、症狀及徵象

字　彙	中　譯
acute infection★ [əˈkjut ɪnˈfɛkʃən]	急性感染
bleeding [ˈblidɪŋ]	出血
bleeding gum 　[ˈblidɪŋ gʌm]	牙齦出血
blood loss [blʌd lɔs]	失血，失血量
bone marrow suppression (depression) [bon ˈmæro səˈprɛʃən (dɪˈprɛʃən)]	骨髓抑制
bruising [ˈbruzɪŋ]	瘀傷
chill; chillness★ [tʃɪl]; [ˈtʃɪlnɪs]	寒顫
leucopenia [ˌlukəˈpɪnɪə]	白血球減少
lymph node enlargement, LN enlargement [lɪmf nod ɪnˈlarʤmənt]	淋巴結腫大
lymphatic metastasis [lɪmˈfætɪk məˈtæstəsɪs]	淋巴轉移
lymphedema★ [limfiˈdɛmə]	淋巴水腫
neutropenia [njutrəˈpɪnɪə]	嗜中性白血球減少
pale conjunctiva [pel kanʤʌŋkˈtaɪvə]	蒼白結膜
pancytopenia [pænsaɪtəˈpɪnɪə]	全血球減少
skin dry desquamation [skɪn draɪ ˌdɛskwəˈmeʃən]	皮膚乾性脫屑
skin erythema [skɪn ˌɛrɪˈθimə]	皮膚發紅
skin moist desquamation [skɪn mɔɪst ˌdɛskwəˈmeʃən]	皮膚濕性脫屑
spoon-shaped finger nail [spun ʃept ˈfɪŋgɚ nel]	湯匙狀指甲

二、常見診斷

字　彙	中　譯
anemia★ [əˈnɛmɪə]	貧血
aplastic anemia [əˈplæstɪk əˈnɛmɪə]	再生不良貧血
folic acid deficiency anemia [folɪk ˈæsɪd dɪˈfɪʃənsɪ əˈnɛmɪə]	葉酸缺乏貧血
iron deficiency anemia, IDA [ˈaɪən dɪˈfɪʃənsɪ əˈnɛmɪə]	缺鐵性貧血
pernicious anemia [pəˈnɪʃəs əˈnɛmɪə]	惡性貧血
bacteremia [ˌbæktəˈrimɪə]	菌血症
cachexia [kəˈkɛksɪə]	惡病質
disseminated intravascular coagulation, DIC★ [dɪˈsɛmə.netɪd intraˈvæskjələ koægjəˈleʃən]	瀰漫性血管內凝血
leukemia [luˈkimɪə]	白血病
chronic lymphocytic leukemia, CLL★ [ˈkranɪk ˌlɪmfəˈsaɪtɪk luˈkimɪə]	慢性淋巴性白血病
chronic myelogenous leukemia, CML★ [ˈkranɪk maɪəloˈdʒɪnəs luˈkimɪə]	慢性骨髓性白血病
leukocytosis [ˌlukosaɪˈtosɪs]	白血球增多症
graft-versus-host disease, GVHD [græft ˈvɜsəs host dɪˈziz]	移植物對抗宿主疾病（排斥反應）
hemophilia [hɛməˈfɪlɪə]	血友病
Hodgkin's disease★ [hadʒkɪnz dɪˈziz]	何杰金氏病
non-Hodgkin's lymphoma, NHL [nan ˈhadʒkɪnz lɪmˈfomə]	非何杰金氏淋巴瘤
malignant lymphoma [məˈlɪgnənt lɪmˈfomə]	惡性淋巴瘤
multiple myeloma, MM★ [ˈmʌltəpl̩ maɪəˈlomə]	多發性骨髓瘤

字　彙	中　譯
purpura [ˈpɝpjʊrə]	紫斑症
systemic lupus erythematosus, SLE★ [sɪsˈtɛmɪk ˈlupəs ˌɛrəˌθɛməˈtosəs]	全身性紅斑性狼瘡
tumor lysis syndrome, TLS [ˈtjumɚ ˈlaɪsɪs ˈsɪndrom]	腫瘤溶解症候群

三、臨床檢查及檢驗

字　彙	中　譯
absolute neutrophil count, ANC [ˌæbsəˈlut ˈnjutrəfɪl kaʊnt]	嗜中性白血球絕對計數
albumin, Alb [ælˈbjumɪn]	白蛋白
bleeding time, BT [ˈblidɪŋ taɪm]	出血時間
blood sugar, BS or AC [blʌd ˈʃugə]	血糖
bone marrow aspiration, BMA [bon ˈmæro ˌæspəˈreʃən]	骨髓穿刺抽吸術
coagulation time, CT [koˌægjəˈleʃən taɪm]	凝血時間
complete blood cell differential count, CBC DC [kəmˈplit blʌd sɛl ˌdɪfəˈrɛnʃəl kaʊnt]	全血球計數
cross matching (Coombs' test) [krɔs ˈmætʃɪŋ]([ˈkumz tɛst])	輸血前交叉試驗 （昆氏試驗）
fibrin degradation products, FDPs [ˈfaɪbrn ˈdɛgrəˈdeʃən ˈpradəkt]	纖維蛋白質分解產物
hemoglobin, Hb [himəˈglobɪn]	血色素
iron combining capacity, TIBC [ˈaɪən kəmˈbaɪnɪŋ kəˈpæsətɪ]	鐵結合力
Schilling test [ˈʃɪlɪŋ tɛst]	席林試驗
white blood cell count★ [hwaɪt blʌd sɛl kaʊnt]	白血球計數

四、常見治療

字　彙	中　譯
blood transfusion, BT [blʌd trænsˈfjuʒən]	輸血
bone marrow transplantation, BMT [bon ˈmæro ˌtrænsplænˈteʃən]	骨髓移植
chemotherapy, C/T★ [ˈkimoˈθɛrəpɪ]	化學治療
granulocyte cell-stimulating factor, G-CSF, GCSF [ˈgrænjələˌsaɪt sɛl ˈstɪmjəˌletɪŋ ˈfæktɚ]	顆粒性白血球刺激因子
packed red blood cell, PRBC [pækt rɛd blʌd sɛl]	濃縮性紅血球
peripheral blood stem cell transplantation, PBSCT [pəˈrɪfərəl blʌd stɛm sɛl ˌtrænsplænˈteʃən]	周邊造血幹細胞移植
peripherally inserted central catheter, PICC [pəˈrɪfərəlɪ ɪnˈsɜtɪd ˈsɛntrəl ˈkæθətɚ]	周邊中心靜脈導管
port-A★ [pɔrt e]	人工血管
radiotherapy, R/T [ˈredɪoˈθɛrəpɪ]	放射線治療
target therapy★ [ˈtɑrgɪt ˈθɛrəpɪ]	標靶治療

腦力激盪 | E X E R C I S E

一、簡要病歷閱讀練習

1. **Chief complaint:** The patient complained of mucositis, oral ulcer pain, high fever, cold sweating, and chillness.

2. **Present illness:** This 55-year-old female has been treated with chemotherapy for lymphoma for six months. According to her husband, the side effects of the chemotherapy got worse after the discharge on 2011/10/01. This morning she ran a high fever up to 40°C, with cold sweating and chillness, so her husband took her to ER for further management.

3. **Management plans:**
   (1) Follow CBC/DC, BUN, Cr., B/C, U/A, U/C, CXR.
   (2) Empiric antibiotics therapy.

二、配合題

請選出正確的中譯答案。

( )　1.　pancytopenia
( )　2.　leukocytosis
( )　3.　graft-versus-host disease, GVHD
( )　4.　radiotherapy
( )　5.　Hodgkin's disease
( )　6.　bruising
( )　7.　PBSCT
( )　8.　iron deficiency anemia, IDA
( )　9.　bone marrow aspiration, BMA
( )　10.　lymphedema

A.　骨髓穿刺抽吸術
B.　周邊造血幹細胞移植
C.　何杰金氏病
D.　缺鐵性貧血
E.　淋巴水腫
F.　白血球增多症
G.　瘀傷
H.　全血球減少
I.　放射線治療
J.　移植物對抗宿主疾病

三、英譯題

請寫出下列中文的英譯。

1. 白血球減少 _____   6. 白血病 _____

2. 惡病質 _____   7. 多發性骨髓瘤 _____

3. 惡性淋巴瘤 _____   8. 淋巴轉移 _____

4. 腫瘤溶解症候群 _____   9. 標靶治療 _____

5. 化學治療 _____   10. 紫斑症 _____

四、填充題

請依原文解釋寫出正確的字彙。

1. Edema of lymphatic.   l_____

2. A disease of the blood characterized by the overproduction of leukocytes; cancer of the blood-forming tissues.   l_____

3. A hereditary blood disease characterized by prolonged coagulation and tendency to bleed.   h_____

4. A condition of ill health, malnutrition, and wasting.   c_____

5. A condition of a lack of red blood cells.   a_____

✋ 五、聽力測驗　　　　　　　　　　　掃描朗讀音檔

（聆聽「朗讀音檔」中的單字，並寫下答案）

1.　b ＿＿＿＿＿＿＿＿＿＿＿

2.　a ＿＿＿＿＿＿＿＿＿＿＿

3.　b ＿＿＿＿＿＿＿＿＿＿＿

4.　l ＿＿＿＿＿＿＿＿＿＿＿

5.　h ＿＿＿＿＿＿＿＿＿＿＿

6.　m ＿＿＿＿＿＿＿＿＿＿＿

7.　a ＿＿＿＿＿＿＿＿＿＿＿

8.　h ＿＿＿＿＿＿＿＿＿＿＿

9.　c ＿＿＿＿＿＿＿＿＿＿＿

10.　p ＿＿＿＿＿＿＿＿＿＿＿

※ 配 合 題

1.(H)　　2.(F)　　3.(J)　　4.(I)　　5.(C)　　6.(G)　　7.(B)　　8.(D)　　9.(A)　　10.(E)

※ 英 譯 題

1. leucopenia

2. cachexia

3. malignant lymphoma

4. tumor lysis syndrome

5. chemotherapy

6. leukemia

7. multiple myeloma

8. lymphatic metastasis

9. target therapy

10. purpura

※ 填 充 題

1. lymphedema

2. leukemia

3. hemophilia

4. cachexia

5. anemia

※ 聽 力 測 驗

1. bleeding

2. anemia

3. bacteremia

4. leukemia

5. hemophilia

6. malignant lymphoma

7. albumin

8. hemoglobin

9. chemotherapy

10. port-A

3-5 呼吸系統(Respiratory System)

MEDICAL TERMINOLOGY

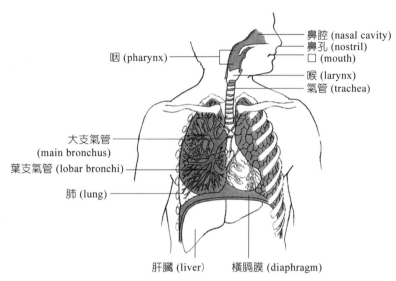

鼻腔 (nasal cavity)
鼻孔 (nostril)
口 (mouth)
喉 (larynx)
氣管 (trachea)

咽 (pharynx)

大支氣管
(main bronchus)
葉支氣管 (lobar bronchi)
肺 (lung)

肝臟 (liver)　橫膈膜 (diaphragm)

▶ 圖 3-7　呼吸系統

一、症狀及徵象

字　彙	中　譯
air hunger [ɛr ˈhʌŋgə]	空氣飢渴
apnea [æpˊnɪə]	呼吸暫停
barrel chest [ˈbærəl tʃɛst]	桶狀胸
bronchospasm [ˈbrɑŋkə.spæzəm]	支氣管痙攣
chest pain★ [tʃɛst pen]	胸痛
chest tightness★ [tʃɛst ˈtaɪtnɪs]	胸悶
Cheyne-Stokes breathing [tʃen-ˊstoks ˈbriðɪŋ]	陳施氏呼吸
chocking★ [tʃɑkɪŋ]	嗆到

字　彙	中　譯
clubbing finger [ˈklʌbɪŋ ˈfɪŋgə]	杵狀指
cough★ [kɔf]	咳嗽
croup [krup]	哮吼
dyspnea [dɪspˈniə]	呼吸困難
dyspnea on exertion, DOE [dɪspˈniə an ɪgˈzɜʃən]	活動型呼吸困難
paroxysmal nocturnal dyspnea, PND [ˌpærəkˈsɪzml̩ nakˈtɜnl̩ dɪspˈniə]	夜間陣發性呼吸困難
expectoration [ɪkˌspɛktəˈreʃən]	咳痰
hemoptysis [hɪˈmaptəsɪs]	咳血
hoarseness [ˈhorsnəs]	聲音嘶啞
hypercapnia [ˌhaɪpəˈkæpnɪə]	血中二氧化碳過高
hyperventilation [ˌhaɪpəˌvɛntɪˈleʃən]	換氣過度
hypoventilation [haɪpoˌvɛntɪˈleʃən]	換氣不足
hypoxemia [ˌhaɪpakˈsimɪə]	血氧過低
hypoxia [haɪˈpaksɪə]	缺氧
lung fibrosis [lʌŋ faɪˈbrosɪs]	肺纖維化
metabolic acidosis★ [ˌmɛtəˈbalɪk ˌæsɪˈdosɪs]	代謝性酸中毒
metabolic alkalosis★ [ˌmɛtəˈbalɪk ˌælkəˈlosɪs]	代謝性鹼中毒
orthopnea [ɔrθəpˈniə]	端坐呼吸

字　彙	中　譯
pleuralgia [plu'rældʒɪə]	胸膜痛
rale [ral]	囉音
respiratory acidosis★ [rɪ'spaɪrəˌtorɪ æsɪ'dosɪs]	呼吸性酸中毒
respiratory alkalosis★ [rɪ'spaɪrəˌtorɪ ˌælkə'losɪs]	呼吸性鹼中毒
rhonchus [rankəs]	鼾音
shortness of breath, SOB ['ʃɔrtnɪs əv brɛθ]	呼吸短促
stridor [straɪdə]	喘鳴
wheezing★ [hwizɪŋ]	哮喘

二、常見診斷

字　彙	中　譯
acute respiratory failure, ARF★ [ə'kjut rɪ'spaɪrəˌtorɪ 'feljə]	急性呼吸衰竭
acute respiratory distress syndrome, ARDS★ [ə'kjut rɪ'spaɪrəˌtorɪ dɪ'strɛs 'sɪndrom]	急性呼吸窘迫症候群
asthma ['æzmə]	氣喘
bronchiectasis [ˌbraŋkɪ'ɛktəsɪs]	支氣管擴張症
bronchitis [braŋ'kaɪtɪs]	支氣管炎
chronic obstructive pulmonary disease, COPD★ ['kranɪk əb'strʌktɪv ˌpʌlmə'nɛrɪ dɪ'ziz]	慢性阻塞性肺疾病
emphysema [ˌɛmfɪ'simə]	肺氣腫
hemothorax [ˌhiməˈθɔræks]	血胸

字　彙	中　譯
lung cancer★ [lʌŋ ˈkænsɚ]	肺癌
nasal pharyngeal carcinoma, NPC [ˈnezḷ ˌfærɪnˈdʒiəl ˌkɑrsɪˈnomə]	鼻咽癌
oxygen saturation [ˈɑksədʒən ˌsætʃəˈreʃən]	氧氣飽和濃度
pleural effusion★ [ˈplʊrəl ɪˈfjuʒən]	肋膜積水
pneumonia; pneumonitis★ [nuˈmoniə]; [ˌnjuməˈnaɪtɪs]	肺炎
aspiration pneumonia★ 　[ˌæspɚˈreʃən nuˈmoniə]	吸入性肺炎
pneumothorax★ [ˌnjuməˈθɔræks]	氣胸
pulmonary edema [ˈpʌlməˌnɛrɪ iˈdimə]	肺水腫
pulmonary embolism, PE★ [ˈpʌlməˌnɛrɪ ˈɛmbəˌlɪzəm]	肺栓塞
pulmonary empyema; lung abscess [ˈpʌlməˌnɛrɪ ˌɛmpaɪˈimə]; [lʌŋ æbˈsɛs]	肺膿瘍
pulmonary tuberculosis, PTB★ [ˈpʌlməˌnɛrɪ tuˌbɝkjəˈlosɪs]	肺結核
severe acute respiratory syndrome, SARS [səˈvɪr əˈkjut rɪˈspaɪrəˌtorɪ ˈsɪndrom]	嚴重急性呼吸道症候群
silicosis [ˌsɪlɪˈkosɪs]	肺矽病
superior vena cava syndrome, SVC syndrome [suˈpɪrɚ ˈvinə ˈkavə ˈsɪndrom]	上腔靜脈壓迫症候群

三、臨床檢查及檢驗

字　彙	中　譯
arterial blood gas analysis, ABG [arˈtɪrɪəl blʌd gæs əˈnæləsɪs]	動脈氣體分析
arterial line insertion [arˈtɪrɪəl laɪn ɪnˈsɝʃən]	動脈導管置入

字　彙	中　譯
bronchoscopy [braŋˋkaskəpɪ]	支氣管鏡檢查
chest X-ray, CXR [tʃɛst ɛks re]	胸部 X 光檢查
chest anteroposterior view, chest A-P [tʃɛst æntərəpasˋtɪrɪə vˌju]	胸部 X 光前後相
chest lateral view [tʃɛst ˋlætərəl vˌju]	胸部 X 光側面相
chest posteroanterior view, chest P-A [tʃɛst pasˋtɪrɪəˌæntərɪ vˌju]	胸部 X 光後前相
chest ultrasonogram; pulmonary echogram [tʃɛst ˌʌltrəˋsonagræn]; [ˋpʌlməˌnɛrɪ ˋɛkəgræm]	胸部超音波；肺部超音波
forced expiratory volume in one second, FEV$_1$ [fɔrst ɪkˋspaɪrəˌtorɪ ˋvaljum ɪn wʌn ˋsɛkənd]	第一秒用力呼氣容積
lung biopsy★ [lʌŋ ˋbaɪapsɪ]	肺組織切片檢查
mediastinoscopy [midɪˌæstɪˋnaskəpɪ]	縱隔腔鏡檢查
pulmonary angiography [ˋpʌləˌnɛrɪ ænʤɪˋagrəfɪ]	肺血管攝影
peak flow meter; peak flow measurement [pik flo ˋmitɚ]; [pik flo ˋmɛʒɚmənt]	尖峰呼氣流速計測量
percutaneous needle biopsy [pɝkjəˋtænɪəs ˋnidl̩ ˋbaɪapsɪ]	經皮下針抽吸切片
pulmonary function test, PFT [ˋpʌləˌnɛrɪ ˋfʌŋkʃən tɛst]	肺功能試驗
purified protein derivative test, PPD test [ˋpjurəfaɪd ˋprotin dəˋrɪvətɪv tɛst]	結核菌素測驗
sputum acid-fast stain, sputum AFB [ˋspjutəm ˋæsɪd fæst sten]	痰液耐酸性染色檢查
sputum cytology [ˋspjutəm saɪˋtalədʒɪ]	痰液細胞學檢查
thoracoscopy [θorəˋkaskəpz]	胸腔鏡檢查
transbronchial lung biopsy [trænzˋbrankɪəl lʌŋ ˋbaɪapsɪ]	經支氣管鏡肺切片

四、常見治療

字　彙	中　譯
aerosol therapy [eəˈrasol ˈθɛrəpɪ]	噴霧治療
bronchodilator★ [brankədɪˈletə]	支氣管擴張劑
chest percussion [tʃɛʃt pəˈkʌʃən]	胸腔叩擊
chest physiotherapy, CPT [tʃɛst ˈfɪzɪoˈθɛrəpɪ]	胸腔物理治療
chest postural drainage [tʃɛst ˈpastʃərəl ˈdrenɪdʒ]	胸腔姿位引流
chest tapping and pleural drainage [tʃɛst tæpɪŋ ænd ˈplurəl ˈdrenɪdʒ]	胸腔放液暨肋膜引流
chest vibration [tʃɛst vaɪˈbreʃən]	胸腔震顫
cricotracheotomy [kraɪkəˌtrekɪˈatəmɪ]	環甲狀軟骨切開術
endotracheal intubation, on Endo.★ [ˌɛndoˈtrekɪəl ɪntjəˈbeʃən]	氣管內插管
hydration [haɪˈdreʃən]	水合（指給輸液治療）
incentive spirometry [ɪnˈsɛntɪv spɪraˈmɛtrɪ]	誘導性肺量器
lobectomy [loˈbɛktəmɪ]	肺葉切除術
lung transplantation★ [lʌŋ ˌtrænsplænˈteʃən]	肺臟移植
metered dose inhaler, MDI [ˈmitəɪd dos ɪnˈhelə]	定量噴霧器
nebulizer [ˈnɛbjəˌlaɪzə]	氣動式噴霧器
on ventilator [ɔn ˈvɛntɪˌletə]	使用呼吸器
assist-control mode 　[əˈsɪst kənˈtrol mod]	輔助－控制型
continuous positive airway pressure, CPAP 　[kənˈtɪnjuəs ˈpazətɪv ˈɛrwe ˈprɛʃə]	持續性陽壓呼吸

字　彙	中　譯
intermittent mandatory ventilation, IMV [ˌɪntəˈmɪtn̩t ˈmændə͵tɔrɪ ͵vɛntl̩ˈeʃən]	間歇性強制通氣
intermittent positive pressure breathing, IPPB [ˌɪntəˈmɪtn̩t ˈpazətiv ˈprɛʃə ˈbriðɪŋ]	間歇性陽壓呼吸
positive end-expiration pressure, PEEP [ˈpazətɪv ɛnd ɛkspəˈreʃən ˈprɛʃə]	呼氣末正壓呼吸
pressure support ventilation, PSV [ˈprɛʃə səˈpɔrt ͵vɛntl̩ˈeʃən]	壓力支持通氣
synchronized intermittent mandatory ventilation, SIMV [ˈsɪŋkrənaɪz ɪntəˈmɪtn̩t ˈmændə͵tɔrɪ ͵vɛntl̩ˈeʃən]	同步間歇性強制通氣
oxygen therapy★ [ˈaksəʤən ˈθɛrəpɪ]	氧氣治療
pleural pleurodesis [ˈplʊərəl pluˈrodəsɪs]	肋膜粘連術
pneumonectomy [͵njuməˈnɛktəmɪ]	全肺切除術
segmental resection [sɛgˈmɛntl̩ rɪˈsɛkʃən]	肺節切除術
steam inhalation [stim ͵ɪnhəˈleʃən]	蒸氣吸入法
ultrasonic inhalation [͵ʌltrəˈsanɪk ͵ɪnhəˈleʃən]	超音波蒸氣吸入
suction [ˈsʌkʃən]	抽痰法
thoracentesis [͵θorəsɛnˈtisɪs]	胸腔放液穿刺術
thoracotomy [͵θorəˈkatəmɪ]	胸廓切開術
tracheostomy [͵trekɪˈastəmɪ]	氣管造口術
tracheostomy care [͵trekɪˈastəmɪ kɛr]	氣切護理
tracheotomy★ [͵trekɪˈatəmɪ]	氣管切開術
wedge resection [wɛʤ rɪˈsɛkʃən]	楔形切除術

腦力激盪 EXERCISE

 一、簡要病歷閱讀練習

1. **Chief complaint:** The patient has progressive dyspnea for a month, intermittent dry cough for six months, shortness of breath for two days.

2. **Present illness:** This 54-year-old female has had hypertension but is not medicated. She also had pulmonary TB many years ago. She has dyspnea in the recent months especially when she was in a supine position. Her dyspnea get worse and she could barely climbto the third floor. She had severe shortness of breath on the day of admission with prominent symptoms of cyanosis, use of accessory muscle and supraclavicular retraction. She was sent to our ER at that night.

3. **Management plans:**
   (1) Repeat thoracocentesis and collect effusions for test.
   (2) Take sputum specimen and check for bacteria, fungus and mycobacterium.
   (3) Test autoimmune antibody.

二、配合題

請選出正確的中譯答案。

( )　1.　hemothorax 　　　　　　A.　支氣管炎

( )　2.　suction 　　　　　　　　B.　胸部超音波

( )　3.　aerosol therapy 　　　　C.　水合

( )　4.　hydration 　　　　　　　D.　呼吸器

( )　5.　bronchitis 　　　　　　　E.　噴霧治療

( )　　6.　chest ultrasonogram　　　F.　氣管造口術

( )　　7.　ventilator　　　G.　胸腔鏡檢查

( )　　8.　bronchiectasis　　　H.　血胸

( )　　9.　tracheostomy　　　I.　支氣管擴張症

( )　　10.　thoracoscopy　　　J.　抽痰法

三、英譯題

請寫出下列中文的英譯。

1.　支氣管痙攣 _____

2.　支氣管鏡檢查 _____

3.　肺葉切除術 _____

4.　氣胸 _____

5.　胸膜痛 _____

6.　肺炎 _____

7.　氣管切開術 _____

8.　氣喘 _____

9.　肺氣腫 _____

10.　端坐呼吸 _____

四、填充題

請依原文解釋寫出正確的字彙。

1.　Inflammation of the lung.　　　p_____

2.　Inflammation of the bronchi.　　　b_____

3.　Inability to breathe unless in an upright or straight position.　　　o_____

4.　New opening into the trachea.　　　t_____

5.　Dilation of the bronchi.　　　b_____

五、聽力測驗

掃描朗讀音檔

（聆聽「朗讀音檔」中的單字，並寫下答案）

1. c _____

2. c _____

3. h _____

4. l _____

5. w _____

6. a _____

7. b _____

8. p _____

9. p _____

10. b _____

MEDICAL TERMINOLOGY

※ 配合題

1.(H)　　2.(J)　　3.(E)　　4.(C)　　5.(A)　　6.(B)　　7.(D)　　8.(I)　　9.(F)　　10.(G)

※ 英譯題

1. bronchospasm

2. bronchoscopy

3. lobectomy

4. pneumothorax

5. pleuralgia

6. pneumonia

7. tracheotomy

8. asthma

9. emphysema

10. orthopnea

※ 填充題

1. pneumonia, pneumonitis

2. bronchitis

3. orthopnea

4. tracheostomy

5. bronchiectasis

※ 聽力測驗

1. chocking

2. croup

3. hyperventilation

4. lung fibrosis

5. wheezing

6. asthma

7. bronchitis

8. pleural effusion

9. pneumothorax

10. bronchoscopy

3-6 消化系統(Digestive System)

MEDICAL TERMINOLOGY

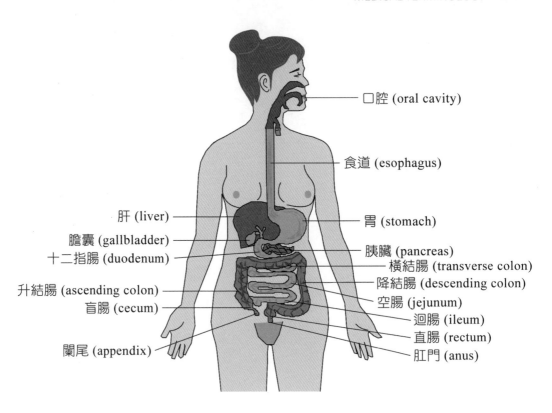

口腔 (oral cavity)

食道 (esophagus)

肝 (liver)

膽囊 (gallbladder)
十二指腸 (duodenum)

胃 (stomach)

胰臟 (pancreas)
橫結腸 (transverse colon)

升結腸 (ascending colon)
盲腸 (cecum)

降結腸 (descending colon)
空腸 (jejunum)
迴腸 (ileum)
直腸 (rectum)
肛門 (anus)

闌尾 (appendix)

▶ 圖 3-8　消化系統

一、症狀及徵象

字　彙	中　譯
abdominal pain [æbˊdɑmən] pen]	腹痛
ascites [əˊsaɪtiz]	腹水
belch [bɛltʃ]	打嗝
bloody stool★ [ˊblʌdɪ stul]	血便
clay colored stool [kle ˊkʌləd stul]	灰色便

字　彙	中　譯
colic [ˈkalɪk]	腸絞痛
constipation★ [ˌkanstəˈpeʃən]	便祕
dehydration★ [ˌdihaɪˈdreʃən]	脫水
distension [dɪˈstɛnʃən]	腹脹
dyspepsia; indigestion [dɪsˈpɛpʃə]; [ˌɪndəˈʤɛstʃən]	消化不良
dysphagia [dɪsˈfeʤɪə]	吞嚥困難
eructation [ˌirʌkˈteʃən]	噯氣
gastralgia [gæsˈtrælʤɪə]	胃痛
halitosis [ˌhæləˈtosɪs]	口臭
heartburn; pyrosis [ˌhartˈbɝn]; [ˌpaɪˈrosɪs]	心口灼熱；胃灼熱感
hematemesis [ˌhiməˈtɛməsɪs]	吐血
hepatic coma [hɪˈpætɪk ˈkomə]	肝昏迷
hepatomegaly [hɛpətoˈmɛgəlɪ]	肝腫大
hypovolumic shock [haɪpovəˈlɛmɪə ʃak]	低血容積性休克
jaundice★ [ˈʤɔndɪs]	黃疸
icteric sclera; sclera jaundice 　[ɪkˈtɛrɪk sklɪrə]; [sklɪrə ˈʤɔndɪs]	鞏膜黃疸
nausea★ [ˈnɔsɪə]	噁心
occult blood, OB★ [ˈakʌlt blʌd]	潛血

字　彙	中　譯
odynophagia [odɪnəˈfedʒɪə]	吞嚥疼痛
poor appetite; anorexia★ [pur ˈæpəˈtaɪt]; [ˈænəˈrɛksɪə]	食慾不振；厭食
regurgitation [rɪˌgɜdʒəˈteʃən]	反胃
splenomegaly [ˌsplinoˈmɛgəlɪ]	脾腫大
steatorrhea [ˌstiətəˈriə]	脂肪痢
stomatitis [ˌstoməˈtaɪtɪs]	口炎
tarry stool [ˈtærɪ stul]	柏油便；黑便
tenesmus [tɪˈnɛzməs]	裡急後重
thrush [θrʌʃ]	鵝口瘡
vomit★; emesis [ˈvamɪt]; [ˈɛməsɪs]	嘔吐

二、常見診斷

字　彙	中　譯
anal abscess [ˈenḷ ˈæbsɛs]	肛門膿瘍
anal fissure [ˈenḷ ˈfɪʃə]	肛裂
anal fistula [ˈenḷ ˈfɪstʃulə]	肛門瘻管
appendicitis★ [əˌpɛndəˈsaɪtɪs]	闌尾炎
cholangiocarcinoma [kəˌlændʒɪəˌkarsɪˈnomə]	膽管癌
cholangitis [kolɔnˈdʒaɪtɪs]	膽管炎

字　彙	中　譯
cholecystitis [ˌkɑləsɪsˈtaɪtɪs]	膽囊炎
chronic inflammatory bowel disease [ˈkrɑnɪk ɪnˈflæməˌtɔrɪ ˈbauəl dɪˈziz]	慢性炎症腸道疾病
colon cancer★ [ˈkolən ˈkænsə]	結腸癌
common bile duct stone, CBD stone [ˈkamən baɪl dʌkt ston]	總膽管結石
Curling's ulcer; stress ulcer [kɝlɪŋz ˈʌlsə]; [strɛs ˈʌlsə]	柯林氏潰瘍；壓力性潰瘍
diverticulitis [daɪvətɪkjuˈlɪtɪs]	憩室炎
dumping syndrome★ [ˈdʌmpɪŋ ˈsɪndrom]	傾倒症候群
duodenal ulcer, DU [ˌdjuəˈdinəl ˈʌlsə]	十二指腸潰瘍
esophageal varices, EV [ˌisəˈfædʒɪəl ˈvɛrɪˌsiz]	食道靜脈曲張
esophageal varices bleeding, EV bleeding, EVB [ˌisəˈfædʒɪəl ˈvɛrɪˌsiz ˈblidɪŋ]	食道靜脈曲張出血
esophagus cancer★ [ˌisəfəˈdʒɪəs ˈkænsə]	食道癌
fatty liver [ˈfætɪ ˈlɪvə]	脂肪肝
gall stone; cholelithiasis [gɔl ston]; [ˌkɑlələˈθaɪəsɪs]	膽結石
gallbladder cancer [ˈgɔlˌblædə ˈkænsə]	膽囊癌
gastric carcinoma★ [ˈgæstrɪk ˌkɑrsɪˈnomə]	胃癌
gastric ulcer, GU [ˈgæstrɪk ˈʌlsə]	胃潰瘍
gastritis★ [gæˈstraɪtɪs]	胃炎
gastroenteritis [ˌgæstrəˌɛntəˈraɪtɪs]	腸胃炎

字　彙	中　譯
gastroesophageal reflux disease, GERD★ [gæstroə.safəˈʤiəl ˈri.flʌks dɪˈziz]	胃食道逆流
gastrointestinal bleeding [ˌgæstroɪnˈtɛstənḷ ˈblidɪŋ]	腸胃道出血
hemorrhoid★ [.hɛməˈrɔɪd]	痔瘡
external hemorrhoid [ɪkˈstɜnḷ .hɛməˈrɔɪd]	外痔
internal hemorrhoid [ɪnˈtɜnḷ .hɛməˈrɔɪd]	內痔
hepatic encephalopathy [hɪˈpætɪk ɛnˈsɛfəˈlapəθɪ]	肝性腦病變
hepatic failure★ [hɪˈpætɪk ˈfeljə]	肝衰竭
hepatitis [.hɛpəˈtaɪtɪs]	肝炎
chronic active hepatitis, CAH [ˈkranɪk ˈæktɪv .hɛpəˈtaɪtɪs]	慢性活動性肝炎
chronic persistent hepatitis, CPH [ˈkranɪk pəˈsɪstənt .hɛpəˈtaɪtɪs]	慢性持續性肝炎
fulminant hepatitis [ˈfulmənənt .hɛpəˈtaɪtɪs]	猛爆性肝炎
hepatocellular carcinoma, HCC★ [hɛpətəˈsɛljələ .karsɪˈnomə]	肝細胞癌
hepatic tumor [hɪˈpætɪk ˈtjumə]	肝腫瘤
hepatorenal syndrome [hɛpətəˈrinəl ˈsɪndrom]	肝腎症候群
hernia [ˈhɜnɪə]	疝氣
intestinal obstruction; ileus [ɪnˈtɛstɪnḷ əbˈstrʌkʃən], [ˈɪlɪəs]	腸阻塞
irritable bowel syndrome, IBS [ˈɪrətəbḷ ˈbaʊəl ˈsɪndrom]	刺激性腸症候群
liver cirrhosis, LC or L/C★ [ˈlɪvə səˈrosɪs]	肝硬化

字　彙	中　譯
oral cancer [ˈɔrəl ˈkænsə˞]	口腔癌
pancreatic cancer★ [ˌpæŋkrɪˈætɪk kænsə˞]	胰臟癌
pancreatitis [ˌpænkrɪəˈtaɪtɪs]	胰臟炎
paralytic ileus [ˈpærəˈlɪtɪk ˈɪlɪəs]	麻痺性（功能性）腸阻塞
peptic ulcer, PU★ [ˈpɛptɪk ˈʌlsə˞]	消化性潰瘍
perforation peptic ulcer, PPU [ˌpɝfəˈreʃən ˈpɛptɪk ˈʌlsə˞]	穿孔性消化性潰瘍
peritonitis [ˌpɛrətəˈnaɪtɪs]	腹膜炎
spontaneous bacterial peritonitis, SBP [spanˈtenɪəs bækˈtɪrɪəl ˌpɛrətəˈnaɪtɪs]	自發性腹膜炎
polyp [pɑlɪp]	息肉
pyloristenosis [paɪˌlɔrɪstəˈnosɪs]	幽門狹窄
pyloric obstruction [paɪˈlɔrɪk əbˈstrʌkʃən]	幽門阻塞
rectum cancer★ [ˈrɛktəm ˈkænsə˞]	直腸癌
ulcerative colitis, UC [ˈʌlsə˞ˌretɪv kəˈlaɪtɪs]	潰瘍性結腸炎

三、臨床檢查及檢驗

字　彙	中　譯
abdominal ultrasonography, Abd sono, Abd echo [æbˈdamɪnl ˌʌltrəsəˈnagrəfɪ]	腹部超音波
barium enema [ˈbɛrɪəm ˈɛnəme]	鋇劑灌腸攝影
colonoscopy; colonofiberscopy [ˌkolənəˈskəpɪ]; [ˌkolənəˈfaɪbə˞skəpɪ]	大腸鏡檢查；結腸鏡檢查

字　彙	中　譯
endoscopy retrograde cholangio-pancreatography, ERCP [ɛnˈdaskəpɪ rɛtrəˈgred kəˌlændʒɪo ˌpenkrɪəˈtagrəfɪ]	經皮內視鏡逆行性膽胰攝影術
laparoscopy [ˌlæpəˈraskəpɪ]	腹腔鏡檢查
liver biopsy [ˈlɪvɚ ˈbaɪapsɪ]	肝切片
gastrointestinal series [ˌgæstroɪnˈtɛstən‿l ˈsɪriz]	腸胃道攝影術
gastric analysis [ˈgæstrɪk əˈnæləsɪs]	胃液分析
intravenous cholangiography, IVC [ˌɪntrəˈvinəs kələndʒɪˈagrəfɪ]	靜脈注射膽道攝影術
panendoscopy, PES [pænˈɛndəskəpɪ]	胃鏡檢查
proctosigmoidoscopy [proktəˈsɪgmɔɪˈdaskəpɪ]	直腸乙狀結腸鏡檢查
tumor marker* [ˈtjumɚ ˈmarkɚ]	腫瘤標記

四、常見治療

字　彙	中　譯
abdominal paracentesis [æbˈdamən‿l ˌpærəsɛnˈtisɪs]	腹腔放液術
abdominal tapping [æbˈdamən‿l ˈtæpɪŋ]	腹腔穿刺放液術
colostomy irrigation; stoma irrigation [kəˈlastəmɪ ˌɪrəˈgeʃən], [ˈstomə ˌɪrəˈgeʃən]	結腸造口灌洗
endoscopy injection sclerothearpy, EIS [ɛnˈdaskəpɪ ɪnˈdʒɛkʃən sklirəˈθɛrəpɪ]	內視鏡注射硬化劑治療術
esophageal variceal ligation, EVL [ˌɪsəˈfædʒɪəl værəkəl laɪˈgeʃən]	食道靜脈瘤結紮治療
gastrostomy feeding [gæsˈtrastəmɪ ˈfidɪŋ]	胃造瘻灌食

字　彙	中　譯
menthol packing [ˈmɛnθəl ˈpækɪŋ]	薄荷油敷法
percutaneous ethanol injection therapy, PEIT [pɝkjəˈtenɪəs ˈɛθəˈnol ɪnˈdʒɛkʃen ˈθɛrəpɪ]	經皮穿刺腫瘤內酒精注射
percutaneous transhepatic cholangiography and drainage, PTCD [pɝkjəˈtenɪəs trænsˌhɪˈpætɪk kəˌlændʒɪˈagrəfɪ ænd drenɪdʒ]	經皮穿肝膽道攝影及引流術
peripheral parenteral nutrition, PPN [pəˈrɪfərəl pəˈrɛntərəl nuˈtrɪʃən]	周邊靜脈營養
proton pump inhibite, PPI [ˈprotan pʌmp ɪnˈhɪbɪt]	質子幫浦阻斷劑，消化性潰瘍用藥
Sengstaken-Blakemore tube insertion [sɛŋztekən ˈblekmor tub ɪnˈsɝʃən]	食道氣球擴張術
total parenteral nutrition, TPN [ˈtotl̩ pəˈrɛntərəl nuˈtrɪʃən]	全靜脈營養；全腸道外營養
transcatheter arterial embolization, TAE [trænsˈkæθɪtɚ arˈtɪrɪəl ɛmbəlɪˈzeʃən]	經導管肝動脈栓塞療法
T-tube drainage [ti tub ˈdrenɪdʒ]	T 型管引流
abdominal-perineal resection, APR [æbˈdamənl̩ pɛrɪˈnɪəl rɪˈsɛkʃən]	腹會陰切除術
appendectomy [æpɛnˈdɛktəmɪ]	闌尾切除術
cholecystectomy [ˌkaləsɪsˈtɛktəmɪ]	膽囊切除術
cholecystostomy [kɔləsɪsˈtastəmɪ]	膽囊造瘻術
cholecytojejunostomy [kɔləˈsɪstəˌdʒɛdʒjəˈnastəmɪ]	膽囊空腸吻合術
choledochoduodenostomy [kɔlɪdəkədjuədəˈnastəmɪ]	總膽管十二指腸造瘻吻合術
choledochotomy [kɔˌlɪdəˈkɛtəmɪ]	總膽管切開術
cholelithotomy [kolɪlɪˈθatəmɪ]	膽石取出術

字　彙	中　譯
colostomy[★] [kəˈlastəmɪ]	結腸造瘻術
esophagoduodenostomy [ɪsˌafəgoˌdjuədɪnˈastəmɪ]	食道十二指腸吻合術
exploratory laparotomy [ɪkˈsplɔrəˌtɔrɪ ˌlæpəˈratəmɪ]	剖腹探查
fistulectomy [fɪstjuˈlɛktəmɪ]	瘻管切除術
gastrojejunostomy (Billroth II) [gæstrəˌʤəʤjəˈnastəmɪ]	胃空腸吻合術（畢羅氏第 II 型）
gastroduodenostomy (Billroth I) [gæstrəˌdjuədəˈnastəmɪ]	胃十二指腸吻合術（畢羅氏第 I 型）
gastrostomy [gæsˈtrastəmɪ]	胃造瘻術
hemorrhoidectomy [ˌhɛmərɔɪˈdɛktəmɪ]	痔瘡切除術
hernioplasty [ˈhɜnɪoˌplæstɪ]	疝氣成形術
herniorrhaphy [hɜnɪˈarəfɪ]	疝氣縫合術
intracorporeal lithotripsy [ɪntrəkɔrˈporɪəl lɪθəˌtrɪpsɪ]	體內碎石術
laparoscopic cholecystectomy [læpəˈraskopɪk ˌkaləsɪsˈtɛktəmɪ]	腹腔鏡膽囊切除術
liver transplantation [ˈlɪvɚ ˌtrænsplænˈteʃən]	肝臟移植
polypectomy [palɪpˈɛktəmɪ]	息肉切除術
pyloroplasty [paɪˈlorəˌplæstɪ]	幽門成形術
splenectomy [splɪˈnɛktəmɪ]	脾切除術
subtotal gastrectomy [sʌbˈtotl̩ gæsˈtrɛktəmɪ]	胃次全切除術
total gastrectomy with esophagojejunostomy [ˈtotl̩ gæsˈtrɛktəmɪ wɪð ɛˌsafəgədʒədʒjəˈnastəmɪ]	全胃切除術併食道空腸吻合術

腦力激盪 | E X E R C I S E

一、簡要病歷閱讀練習

1. **Chief complaint:** The patient has general malaise, nausea and poor appetite for one month, severe jaundice and tea-colored urine noted for ten days. Passage of tarry stool for two days.

2. **Present illness:** This 54-year-old male suffered from LC for three years. His fever, ascites fullness and weakness got worse recently. He experienced epigastric pain for a long time. The symptom can be relieved by the antacid, so he never received a panendoscopy examination. He was admitted to our ward from OPD for further management.

3. **Management plans:**
   (1) PPI treatment.
   (2) Fluid therapy. Check BT PRN.

二、配合題

請選出正確的中譯答案。

( )　1. duodenal ulcer　　　　A. 膽石取出術

( )　2. appendicitis　　　　　B. 消化不良

( )　3. cholelithotomy　　　　C. 吐血

( )　4. hernia　　　　　　　　D. 十二指腸潰瘍

( )　5. hematemesis　　　　　E. 痔瘡

( )　6. perforation peptic ulcer　F. 大腸鏡檢查

( )　7. dyspepsia　　　　　　G. 口臭

( )　8.　hemorrhoid　　　　H.　闌尾炎

( )　9.　colonscopy　　　　I.　穿孔性消化性潰瘍

( )　10. halitosis　　　　　J.　疝氣

三、英譯題

請寫出下列中文的英譯。

1.　食道靜脈曲張 ＿＿＿＿＿＿

2.　腸胃炎＿＿＿＿＿＿＿＿＿

3.　膽囊炎＿＿＿＿＿＿＿＿＿

4.　腹水 ＿＿＿＿＿＿＿＿＿＿

5.　膽結石＿＿＿＿＿＿＿＿＿

6.　傾倒症候群＿＿＿＿＿＿＿

7.　便祕 ＿＿＿＿＿＿＿＿＿＿

8.　心口灼熱 ＿＿＿＿＿＿＿

9.　闌尾切除術 ＿＿＿＿＿＿

10. 胃鏡檢查 ＿＿＿＿＿＿＿

四、填充題

請依原文解釋寫出正確的字彙。

1.　Surgical excision of the gallbladder.　　　c＿＿＿＿＿＿

2.　Inflammation of the pancreas.　　　　　　p＿＿＿＿＿＿

3.　Inflammation of the gallbladder.　　　　　c＿＿＿＿＿＿

4.　Difficulty in digestion.　　　　　　　　　d＿＿＿＿＿＿

5.　The creation of a new opening into the colon.　c＿＿＿＿＿＿

五、聽力測驗

掃描朗讀音檔

（聆聽「朗讀音檔」中的單字，並寫下答案）

1. a _____

2. d _____

3. j _____

4. t _____

5. a _____

6. a _____

7. c _____

8. h _____

9. c _____；_____

10. s _____

※ 配合題

1.(D)　　2.(H)　　3.(A)　　4.(J)　　5.(C)　　6.(I)　　7.(B)　　8.(E)　　9.(F)　　10.(G)

※ 英譯題

1. esophageal varices

2. gastroenteritis

3. cholecystitis

4. ascites

5. cholelithiasis

6. dumping syndrome

7. constipation

8. heartburn; pyrosis

9. appendectomy

10. panendoscopy

※ 填充題

1. cholecystectomy

2. pancreatitis

3. cholecystitis

4. dyspepsia

5. colostomy

※ 聽力測驗

1. ascites

2. dehydration

3. jaundice

4. tarry stool

5. anal fistula

6. appendicitis

7. colon cancer

8. hemorrhoid

9. colonoscopy; colonofiberscopy

10. subtotal gastrectomy

3-7 泌尿系統(Urinary System)

MEDICAL TERMINOLOGY

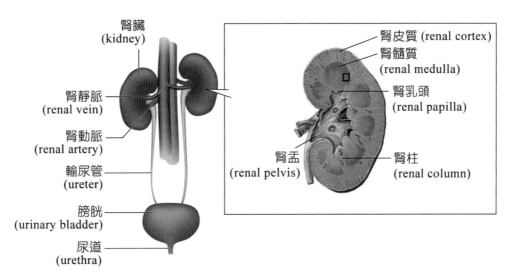

腎臟 (kidney)

腎靜脈 (renal vein)

腎動脈 (renal artery)

輸尿管 (ureter)

膀胱 (urinary bladder)

尿道 (urethra)

腎皮質 (renal cortex)

腎髓質 (renal medulla)

腎乳頭 (renal papilla)

腎盂 (renal pelvis)

腎柱 (renal column)

▶ 圖 3-9　泌尿系統

一、症狀及徵象

字　彙	中　譯
azotemia [ˌæzoˈtɛmɪə]	氮血症
anuria [əˈnjʊrɪə]	無尿
burning on urination [ˈbɜnɪŋ ɑn ˌjʊrəˈneʃən]	解尿燒灼痛
difficulty in urination; dysuria [ˈdɪfəkəltɪ ɪn ˌjʊrəˈneʃən]; [dɪsˈjurɪə]	排尿困難
dribble [ˈdrɪbl]	滴尿
frequency of urine [ˈfrikwənsɪ əv ˈjurən]	頻尿
hesitancy [ˈhɛzətənsɪ]	排尿遲疑
hematuria★ [ˌhiməˈtjurɪə]	血尿

字　彙	中　譯
hypoalbuminemia [haɪpoæl‚bumɪnɛmɪə]	低白蛋白血症
nocturia [nak´turɪə]	夜尿
oliguria [aləgə´jurɪə]	少尿
polyuria [‚palɪ´jurɪə]	多尿
proteinuria★ [protiɪn´jurɪə]	蛋白尿
pyuria [paɪ´jurɪə]	膿尿
renal colic pain [´rinḷ ´kalɪk pen]	腎絞痛
residual urine [rɪ´zɪʤuəl ´jurən]	餘尿
uremic fetor, uremic odor [ju´rimɪk ´fitə], [ju´rimɪk ´odə]	尿素性惡臭
uremic frost [ju´rimɪk frɔst]	皮膚尿素霜
uremic stomatitis [ju´rimɪk ‚stomə´taɪtɪs]	尿毒性口炎
urgency [´ɜʤənsɪ]	急尿
urinary retention★ [´jurə‚nɛrɪ rɪ´tɛnʃən]	尿滯留

二、常見診斷

字　彙	中　譯
benign prostatic hyperplasia, BPH [bɪ´naɪn pras´tætɪk ‚haɪpə´pleʒə]	良性前列腺肥大
bladder transitional cell carcinoma, bladder TCC [´blædə træn´zɪʃənḷ sɛl ‚karsɪ´nomə]	膀胱移行性細胞癌
chronic kidney disease, CKD [´kranɪk ´kɪdnɪ dɪ´ziz]	慢性腎疾病

字　彙	中　譯
cystitis [sɪsˈtaɪtɪs]	膀胱炎
dialysis disequilibrium syndrome, DDS [daɪˈæləsɪs dɪsˈikwəˈlɪbrɪəm ˈsɪndrom]	透析不平衡症候群
end stage renal disease, ESRD★ [ɛnd stedʒ ˈrinəl dɪˈziz]	末期腎病變
glomerulonephritis [gləˌmɛrjulənəˈfraɪtɪs]	腎絲球腎炎
acute glomerulonephritis, AGN★ [əˈkjut gləˌmɛrjulənəˈfraɪtɪs]	急性腎絲球腎炎
chronic glomerulonephritis, CGN★ [ˈkrɑnɪk gləˌmɛrjulənəˈfraɪtɪs]	慢性腎絲球腎炎
hydronephrosis [ˌhaɪdrənɪˈfrosɪs]	腎盂積水
nephrotic syndrome, NS [nɪˈfrotɪk ˈsɪndrom]	腎病症候群
prostatic cancer [prɑsˈtætɪk ˈkænsə]	前列腺癌
pyelonephritis [paɪəlonɪˈfraɪtɪs]	腎盂腎炎
acute pyelonephritis, APN★ [əˈkjut paɪəlonɪˈfraɪtɪs]	急性腎盂腎炎
chronic pyelonephritis, CPN★ [ˈkrɑnɪk paɪəlonɪˈfraɪtɪs]	慢性腎盂腎炎
renal abscess [ˈrinəl ˈæbsɛs]	腎膿瘍
renal cell carcinoma, RCC★ [ˈrinəl sɛl ˌkarsɪˈnomə]	腎細胞癌
renal failure [ˈrinəl ˈfeljə]	腎衰竭
acute renal failure, ARF★ [əˈkjut ˈrinəl ˈfeljə]	急性腎衰竭
chronic renal failure, CRF★ [ˈkrɑnɪk ˈrinəl ˈfeljə]	慢性腎衰竭
renal stone; renal calculus [ˈrinəl ston]; [ˈrinəl ˈkælkjələs]	腎結石

字　彙	中　譯
uremia★ [juˊrimɪə]	尿毒症
urethral stone; urolithiasis; urethral calculus [juˊriθrəl ston]; [ˌjurələˊθaɪəsɪs]; [juˊriθrəl ˊkælkjələs]	尿路結石
urinary incontinence★ [ˊjurəˌnɛrɪ ɪnˊkantənəns]	尿失禁
overflow incontinence [ˌovəˊflo ɪnˊkantənəns]	溢出性尿失禁
stress urinary incontinence, SUI [strɛs ˊjurəˌnɛrɪ ɪnˊkantənəns]	壓力性尿失禁
urgency incontinence [ˊɝdʒənsɪ ɪnˊkantənəns]	急迫性尿失禁
urinary tract infection, UTI [ˊjurəˌnɛrɪ trækt ɪnˊfɛkʃən]	泌尿道感染
urosepsis [jurəˊsɛpsɪs]	尿敗血症
varicocele [ˊværɪkoˌsil]	精索靜脈曲張

三、臨床檢查及檢驗

字　彙	中　譯
cystoscopy [sɪsˊtaskpəpɪ]	膀胱鏡檢查
intravenous pyelography, IVP [ˌɪntrəˊvinəs paɪəˊlagrəfɪ]	靜脈注射腎盂攝影術
kidney, ureter, bladder, KUB★ [ˊkɪdnɪ juˊritə ˊblædə]	腎臟、輸尿管、膀胱的 X 光檢查
one-hour period extended pad test, EPT [wʌn aur ˊpɪrɪəd ɪkˊstɛndɪd pæd tɛst]	1 小時棉墊試驗
renal angiography [ˊrinəl ændʒɪˊagrəfɪ]	腎血管攝影術
urodynamic studies, UDS [juroˊdaɪˊnæmɪk ˊstʌdɪz]	尿路動力學檢查
uroflowmetry, UFR [jurəˊflomɛtrɪ]	尿流速測量

字　彙	中　譯
electromyography of external sphincter [ɪ.lɛktromaɪˈagrəfɪ əv ɪkˈstɜnl ˈsfɪŋktə]	尿道外括約肌肌電圖
cystometrography, CMG [sɪstəˈmɛtrəgrəfz]	膀胱容積壓力描計法
urethral pressure profile, UPP [juˈriθrəl ˈprɛʃə ˈprofaɪl]	尿道壓力檢查
percutaneous renal biopsy [pɜkjəˈtenɪəs ˈrinəl ˈbaɪapsɪ]	經皮腎臟切片檢查

四、常見治療

字　彙	中　譯
bladder irrigation [ˈblædə .ɪrəˈgeʃən]	膀胱灌洗
hemodialysis, HD or H/D★ [.himədaɪˈæləsɪs]	血液透析
intermittent catheterization program, ICP [.ɪntəˈmɪtn̩t .kæθətərɪˈzeʃən ˈprogræm]	間歇性導尿
percutaneous nephrostomy, PCN [pɜkjəˈtenɪəs nɛˈfrastəmɪ]	經皮腎臟造瘻術
peritoneal dialysis, PD or P/D★ [.pɛrətəˈniəl daɪˈæləsɪs]	腹膜透析
automateperitoneal dialysis, APD [ɔtə.mætˈpɛrətəˈniəl daɪˈæləsɪs]	自動式腹膜透析
continuous ambulatory peritoneal dialysis, CAPD [kənˈtɪnjuəs ˈæmbjələ.torɪ .pɛrətəˈniəl daɪˈæləsɪs]	連續可活動式腹膜透析
erythropoietin, EPO [əˈrɪθrəpɔɪtɪn]	紅血球生成素
arterior-venous fistula (shunt), A-V fistula (A-V shunt) [ar.tɪrɪə ˈvɛnəs ˈfɪstʃulə (ʃʌnt)]	動靜脈瘻管
bladder neck suspension [ˈblædə nɛk səˈspɛnʃən]	膀胱頸懸吊術
cutaneous ureterostomy [kjuˈtenɪəs ju.ritəˈrastəmɪ]	皮膚輸尿管造瘻術
cystectomy [sɪsˈtɛktəmɪ]	膀胱切除術

字　彙	中　譯
extracorporeal shock wave lithotripsy, ESWL [ˌɛkstrəkɔrˈpɔriəl ʃak wev ˈlɪθəˌtrɪpsɪ]	體外震波碎石術
nephrostomy [nɛˈfrastəmɪ]	腎臟造瘻
nephrolithotomy [nɛfraɪlˈθatəmɪ]	腎結石截除術
percutaneous nephrostomy lithotripsy, PCNL [pɜkjəˈteniəs nɛˈfrastəmɪ ˈlɪθəˌtrɪpsɪ]	經皮腎造瘻碎石術
radical nephrectomy [ˈrædɪkl̩ nɛˈfrɛktəmɪ]	根除性腎切除術
renal transplantation★ [ˈrinəl ˌtrænsplænˈteʃən]	腎臟移植
transurethral resection of the prostate, TURP [trænsjuˈriθrəl rɪˈsɛkʃən əv ðɪ ˈprastet]	經尿道前列腺切除術
urinary diversion ileal conduit [ˈjurəˌnɛrɪ daɪˈvɜʒən ˈaɪlɪəl ˈkanduɪt]	尿路改道術迴腸導管
urethral renal scope lithotripsy, USRL [juˈriθrəl ˈrinəl skop ˈlɪθəˌtrɪpsɪ]	經尿道腎鏡碎石術
Tenckhoff catheter [tɛnkəf ˈkæθɪtɚ]	Tenckhoff 氏腹膜透析導管
Permcath catheter [pɚmkæθ ˈkæθɪtɚ]	血液透析使用之雙迴路導管

腦力激盪 EXERCISE

一、簡要病歷閱讀練習

1. **Chief complaint:** The patient developed leg edema one day ago. She also has urinary incontinence when cough.

2. **Present illness:** This 48-year-old female leg edema one day ago. She was also has urinary incontinence when she coughed. She suffered from burning on urination, fever, and flank pain. Her costovertebral angle knocking pain was positive on the physical examination. She had proteinuria and bilateral lower leg pitting edema. She had a body weight gain from 55 to 60 Kg. She was admitted to our ward from OPD for further management.

3. **Management plans:**
   (1) Check renal function, KUB .
   (2) Arrange UDS.

二、配合題

請選出正確的中譯答案。

( )	1. cystitis		A.	尿敗血症
( )	2. hemodialysis		B.	尿流速
( )	3. dysuria		C.	良性前列腺肥大
( )	4. urosepsis		D.	膀胱鏡檢查
( )	5. nephrotic syndrom		E.	膀胱炎
( )	6. urodynamic studies		F.	排尿困難
( )	7. benign prostatic hyperplasia		G.	尿路動力學檢查
( )	8. acute renal failure		H.	腎病症候群
( )	9. uroflowmetry		I.	血液透析
( )	10. cystoscopy		J.	急性腎衰竭

三、英譯題

請寫出下列中文的英譯。

1. 腎盂腎炎 _____   6. 腎絲球腎炎_____

2. 膀胱容積壓力描計法 _____   7. 尿毒症 _____

3. 蛋白尿_____   8. 腎盂積水 _____

4. 腹膜透析 _____   9. 精索靜脈曲張_____

5. 腎結石截除術 _____   10. 尿失禁 _____

四、填充題

請依原文解釋寫出正確的字彙。

1. Pesence of blood in the urine.   h_____

2. Surgical excision of the bladder or part of the   c_____
   bladder.

3. Pass water after urine leakage when cough.   i_____

4. A condition of excess urea and other   u_____
   nitrogenous waste in the blood.

5. Scanty urination.   o_____

五、聽力測驗

掃描朗讀音檔

（聆聽「朗讀音檔」中的單字，並寫下答案）

1. h _____

2. g _____

3. h _____

4. p _____

5. r _____

6. u _____

7. c _____

8. r _____

9. b _____; _____

10. n _____

醫護術語 MEDICAL TERMINOLOGY

※ 配合題

1.(E)　　2.(I)　　3.(f)　　4.(A)　　5.(H)　　6.(G)　　7.(C)　　8.(J)　　9.(B)　　10.(D)

※ 英譯題

1. pyelonephritis
2. cystometrography
3. proteinuria
4. peritoneal dialysis
5. nephrolithotomy

6. glomerulonephritis
7. uremia
8. hydronephrosis
9. varicocele
10. urinary incontinence

※ 填充題

1. hematuria
2. cystectomy
3. incontinence

4. uremia
5. oliguria

※ 聽力測驗

1. hematuria
2. glomerulonephritis
3. hydronephrosis
4. prostatic cancer
5. renal failure

6. urosepsis
7. cystoscopy
8. renal angiography
9. bladder irrigation
10. nephrolithotomy

3-8 肌肉骨骼系統(The Musculoskeletal System)

MEDICAL TERMINOLOGY

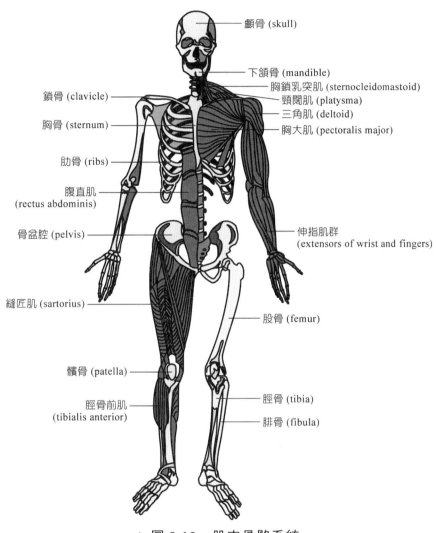

顱骨 (skull)

下頜骨 (mandible)
胸鎖乳突肌 (sternocleidomastoid)
頸闊肌 (platysma)
三角肌 (deltoid)
胸大肌 (pectoralis major)

鎖骨 (clavicle)

胸骨 (sternum)

肋骨 (ribs)

腹直肌
(rectus abdominis)

骨盆腔 (pelvis)

伸指肌群
(extensors of wrist and fingers)

縫匠肌 (sartorius)

股骨 (femur)

髕骨 (patella)

脛骨前肌
(tibialis anterior)

脛骨 (tibia)

腓骨 (fibula)

▶ 圖 3-10　肌肉骨骼系統

一、症狀及徵象

字　彙	中　譯
arthralgia; joint pain [ɑrˊθrældʒɪə]; [dʒɔɪnt pen]	關節痛
contusion [kənˊtuʒən]	挫傷

字 彙	中 譯
contracture [kənˈtræktʃə]	攣縮
deformity of joint [dɪˈfɔrmətɪ əv ʤɔɪnt]	關節變形
dislocation★ [dɪsloˈkeʃən]	脫臼
kyphos [ˈkaɪfəs]	駝背
muscular atrophy [ˈmʌskjələ ˈætrəfɪ]	肌肉萎縮
muscular flaccid [ˈmʌskjələ ˈflæsid]	肌肉弛緩
muscular hypertrophy [ˈmʌskjələ haɪˈpɜtrəfɪ]	肌肉肥大
muscular pain; myalgia [ˈmʌskjələ pen]; [maɪˈæləʤɪə]	肌肉痛
muscular weakness★ [ˈmʌskjələ ˈwiknəs]	肌肉無力
neuralgia [nuˈræləʤɪə]	神經痛
pallor★ [ˈpælə]	蒼白
paralysis★ [pəˈræləsɪs]	麻痺
paresthesia [pærəsˈθiʒə]	感覺異常
phantom pain [ˈfæntəm pen]	幻肢痛
rheumatoid nodules [ˈruməˌtɔɪd ˈnɑʤuls]	類風濕性結節
rigidity [rɪˈʤɪdətɪ]	僵硬
sprain [spren]	扭傷
stiffness★ [ˈstɪfnɪs]	僵硬
strain [stren]	拉傷

二、常見診斷

字　彙	中　譯
ankylosing spondylitis [ˈænkɪˌlosɪŋ ˌspandɪˈlaɪtɪs]	粘連性椎骨炎
arthritis [arˈθraɪtɪs]	關節炎
degenerative joint arthritis, DJA [dɪˈdʒɛnərətɪv dʒɔɪnt arˈθraɪtɪs]	退化性關節炎
gouty arthritis [gautɪ arˈθraɪtɪs]	痛風性關節炎
osteoarthritis, OA [astɪoarˈθraɪtɪs]	骨性關節炎
rheumatoid arthritis, RA★ [ˈruməˌtɔɪd arˈθraɪtɪs]	類風濕性關節炎
bursitis [bəˈsaɪtɪs]	滑囊炎
carpal tunnel syndrome, CTS★ [karpl̩ ˈtʌnl̩ ˈsɪndrom]	腕隧症候群
cellulitis [sɛljuˈlaɪtɪs]	蜂窩組織炎
compartment syndrome [kəmˈpartmənt ˈsɪndrom]	腔隙症候群
degenerative joint disease, DJD [dɪˈdʒɛnəˌrətɪv dʒɔɪnt dɪˈziz]	退化性關節疾病
fracture, Fr. or Fx.★ [ˈfræktʃə]	骨折
compression fracture [kəmˈprɛʃən ˈfræktʃə]	壓迫性骨折
femur fracture★ [ˈfimə ˈfræktʃə]	股骨骨折
fibula fracture [ˈfɪbjələ ˈfræktʃə]	腓骨骨折
hip fracture★ [hɪp ˈfræktʃə]	髖骨骨折
pelvic fracture★ [ˈpɛlvɪk ˈfræktʃə]	骨盆骨折
tibia fracture★ [ˈtɪbɪə ˈfræktʃə]	脛骨骨折

字　彙	中　譯
gout [gaʊt]	痛風
low back pain, LBP★ [lo bæk pen]	下背痛
osteomyelitis [ˌɑstɪoˌmaɪəˈlaɪtɪs]	骨髓炎
osteoporosis [ˌɑstɪopəˈrosɪs]	骨質疏鬆症
scoliosis [ˌskolɪˈosɪs]	脊柱側彎
tenosynovitis [tɛnəˌsɪnəˈvaɪtɪs]	腱鞘炎

三、臨床檢查及檢驗

字　彙	中　譯
antinuclear antibodies, ANA [ˌæntɪˈnjuklɪə ˈæntɪˌbadɪ]	抗核抗體
arthrocentesis [arθrəsɛnˈtɛsɪs]	關節穿刺術
arthrogram [arˈθragræm]	關節攝影
arthroscopy [arˈθraskəpɪ]	關節腔鏡檢查
bone densitometry [bon dɛnsɪˈtəmɪtrɪ]	骨密度測量
bone scan [bon ˈskæn]	骨骼掃描
range of motion, ROM [rendʒ əv ˈmoʃən]	關節活動度
rheumatic factor, RF [ruˈmætɪk ˈfæktə]	類風濕性因子

四、常見治療

字　彙	中　譯
bracing [ˈbresɪŋ]	背架
canes [kens]	手杖
cast★ [kæst]	石膏
plastic paris cast, PP cast [ˈplæstɪk ˈpærɪs kæst]	整形硬石膏
continuous passive motion machine, CPM [kənˈtɪnjuəs ˈpæsɪv ˈmoʃən məˈʃin]	持續性被動運動機
crutch★ [krʌtʃ]	拐杖
low purine diet [lo ˈpjʊrɪn ˈdaɪət]	低普林飲食
traction, Tx. [ˈtrækʃən]	牽引
cervical traction [ˈsɜvɪkəl ˈtrækʃən]	頸部牽引
pelvic traction [ˈpɛlvɪk ˈtrækʃən]	骨盆牽引
skin traction [skɪn ˈtrækʃən]	皮膚牽引
skeletal traction [ˈskɛlətl̩ ˈtrækʃən]	骨骼牽引
walkers [ˈwɔkəˈz]	助行器
arthrodesis [arθrəˈdisɪs]	關節固定術
arthroscopic repair [arθrəˈskapɪk rɪˈpɛr]	關節鏡縫合術
arthrotomy [arˈθratəmɪ]	關節切開術
amputation★ [ˌæmpjəˈteʃən]	截肢
above knee amputation, AKA★ [əˈbʌv ni ˌæmpjəˈteʃən]	膝上截肢

字　彙	中　譯
below knee amputation, BKA★ [bɪˈlo ni ˌæmpjəˈteʃən]	膝下截肢
cementation [ˌsimənˈteʃən]	骨泥
debridement [dɪˈbrɪdmənt]	清創術
external fixation [ɪkˈstɜnḷ fɪkˈseʃən]	外固定術
internal fixation [ɪnˈtɜnḷ fɪkˈseʃən]	內固定術
open reduction with internal fixation, ORIF★ [ˈopən rɪˈdʌkʃən wɪð ɪnˈtɜnḷ fɪkˈseʃən]	開放性復位合併內固定
osteotomy [ˌɑstɪˈatəmɪ]	骨切開術
prosthesis [ˈprɑsθəsɪs]	義肢
total hip replacement, THR★ [ˈtotḷ hɪp rɪˈplesmənt]	全髖關節置換術
total knee replacement, TKR★ [ˈtotḷ ni rɪˈplesmənt]	全膝關節置換術
splinting [splɪntɪŋ]	夾板固定
synovectomy [sɪnəˈvɛktomɪ]	滑膜切除術

腦力激盪 E X E R C I S E

一、簡要病歷閱讀練習

1. **Chief complaint:** Traffic accident this morning.

2. **Present illness:** This 30-year-old male had persistent joint pain and swelling over both hands, knees and foot joints for six months. He was involved in a traffic accident this morning and was sent to our ER. His knees hit the ground directly, which caused painful disability. His physical examination showed swelling of both knees, with limited movement of extension. X-ray revealed transverse fractures in the central of bilateral patella with displacement.

3. **Management plans:**
   (1) Prepare OP for ORIF.
   (2) On ward routine.

二、配合題

請選出正確的中譯答案。

( )　1. crutch

( )　2. low back pain

( )　3. myalgia

( )　4. gout

( )　5. arthralgia

( )　6. arthroscopy

( )　7. dislocation

( )　8. traction

( )　9. carpal tunnel syndrome

( )　10. phantom pain

A. 牽引

B. 痛風

C. 幻肢痛

D. 拐杖

E. 腕隧症候群

F. 脫臼

G. 關節腔鏡檢查

H. 關節痛

I. 肌肉痛

J. 下背痛

三、英譯題

請寫出下列中文的英譯。

1. 關節穿刺術 _____
2. 截肢 _____
3. 脫臼 _____
4. 蜂窩組織炎 _____
5. 關節切開術 _____

6. 全髖關節置換術 _____
7. 骨折 _____
8. 腔隙症候群 _____
9. 關節炎 _____
10. 脊柱側彎 _____

四、填充題

請依原文解釋寫出正確的字彙。

1. A condition that results in reduction of bone mass.

   o_____

2. Inflammation of a joint.

   a_____

3. A condition of lateral curvature of the spine.

   s_____

4. Inflammation of a bursa.

   b_____

5. Pain in a joint.

   a_____ /

   j_____

五、聽力測驗 　　　　　　　　　　掃描朗讀音檔

（聆聽「朗讀音檔」中的單字，並寫下答案）

1. d _____

2. p _____

3. a _____

4. b _____

5. c _____

6. c _____

7. g _____

8. a _____

9. a _____;_____

10. d _____

※ 配合題

1.(D)　　2.(J)　　3.(I)　　4.(B)　　5.(H)　　6.(G)　　7.(F)　　8.(A)　　9.(E)　　10.(C)

※ 英譯題

1. arthrocentesis

2. amputation

3. dislocation

4. cellulites

5. arthrotomy

6. total hip replacement

7. fracture

8. compartment syndrome

9. arthritis

10. scoliosis

※ 填充題

1. osteoporosis

2. arthritis

3. scoliosis

4. bursitis

5. arthralgia / joint pain

※ 聽力測驗

1. dislocation

2. phantom pain

3. arthritis

4. bursitis

5. cellulitis

6. compression fracture

7. gout

8. arthroscopy

9. arthroscopic repair

10. debridement

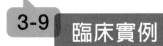

3-9 臨床實例

Admission Notes

Chief complaint

Passage of tarry stool for two days.

Present illness

This 40-year-old male is a computer engineer. One week before this episode, he worked hard for a new program within one week. He felt stressed and drank a lot of coffee during the night. In the past two years, he had experienced poorly localized epigastric pain before meals from time to time especially during winter. The symptom could be relieved by food or antacid. No radiation pain was noted, but epigastric pain occurred at midnight which woke him up. He has never visited a doctor for this symptom and has never received a panendoscopy examination. The patient suffered from tarry stool passage two to three times per day for two consecutive days. Palpitation, cold sweating, dizziness and general weakness were also noted intermittently. He visited a local doctor, who referred him to our emergency unit immediately. After initial management at the emergency room, he was admitted to this ward for further treatment. The patient denied history of icteric sclera or tea colored urine. No hematemesis, or hemoptysis was ever noted.

Past medical history

1. No black stool passage was ever noted.

2. No history of traffic accident.

3. No previous hospital admission.

Social and personal history

1. Education: Master of electrical engineering graduate.

2. Occupational history: He has work for the same company as lead computer engineer since graduation.

3. Religious activity: Buddhism.

4. Marital history: Married, one 8-year-old child, a 38 years old unemployed wife. Both of them are healthy.

5. Coffee: Drinks fequently, especially when he is busy.

6. Tobacco: One pack/day.

7. Alcohol: Less than one bottle of beer on social occasions.

8. No regular medication.

9. Allergic history: Aspirin, NSAIDs hypersensitivity.

10. Family history: His mother has gastric ulcer. His father has had peptic ulcer for a long time.

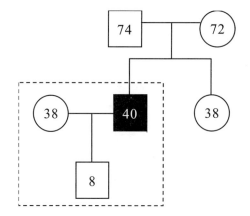

Review of systems

1. General: Weakness (+), fatigue (+), fever (−), anorexia (−), weightloss (−), insomnia (−); he needed drink coffee to keep awake.

2. Skin, hair, nails: Color changes (−), pruritus (−), rash (−), bruising (−), hair loss (−).

3. HEENT:

(1) Head: Headaches (−), dizziness (+), vertigo (−), syncope (−).

(2) Eyes: Normal visual acuity, color blindness (−), photophobia (−), diplopia (−), eye pain (−).

(3) Ears: Pain (−), tinnitus (−), discharge (−), hearing loss (−).

(4) Nose: Epistaxis (−), discharge (−), obstruction (−), normal sense of smell.

(5) Mouth and throat: Gum bleeding (−), normal dentrues, normal taste, soreness (−), hoarseness (−), lump (−).

(6) Respiratory: Wheezing (−), dyspnea (−), cough (−), sputum (−), hemoptysis (−), chest pain (−).

4. CV: Exertion dyspnea (−), orthopnea (−), edema (−), chest distress (−), palpitation (+), intermittent claudication (−), cold limbs (−).

5. GI: Dysphagia (−), nausea (+), vomiting (−), jaundice (−), constipation (−), hematemesis (−), melena(+).

6. GU: Urinary frequency (−), hesitancy (−), urgency (−), dribbling (−), incontinence (−), dysuria (−), hematuria (−), nocturia (−), colic (−), impotence (−).

7. Metabolic and endocrine: Normal growth and development; weight change (−), heat/cold intolerance (−), nervousness (−), cold sweating (+), polydipsia (−), polyuria (−).

8. Hematopoietic: Transfusions (−), pale skin is noted recently, abnormal bruising (−), enlarged lymph nodes (−).

9. Neuropsychiatry: Seizures (−), speech disturbance (−), paresthesia (−), ataxia (−), paralysis (−), tremor (−), anxiety (±), depression (+), irritability (−).

10. Musculoskeletal: Deformities (−), joint pain (−), limitation of motion (−), muscular wasting (−), rigidity (−).

Physical examination / Laboratory data

1. General appearance: Moderately nourished and developed, BW: 55kg, BH: 165cm.

2. Mental state: Alert and well-oriented.

3. Vital signs: BP: 90/60mmHg, PR: 100/min, regular, RR: 18/min, BT: $37^{\circ}C$, regular.

4. HEENT: No trauma, no deformities, conjunctiva: pale, sclera: no icteric, light reflex: +/+.

5. Neck: Supple, no jugular vein engorgement, no goiter.

6. Breast: Symmetric, no mass, no secretion, no pigmentation, no gynecomastia.

7. Chest and lungs: Symmetric expansion, clear breathing sound.

8. Heart: PMI: 5th. ICS, LMCL; no thrill, regular heart beats, no murmur, no gallop.

9. Abdomen:
    (1) Inspection: Flat, no engorged veins, no scars.
    (2) Palpation: Liver margin, soft and smooth, 1cm below subcostal margin, on mid-clavicle line; spleen impalpable no tenderness, no rebound tenderness, soft abdomen, no masses palpable, no hernia.
    (3) Percussion: Liver span: 12cm on mid-clavicle line; spleen: 4cm along the intercostal space of left flank no shifting dullness.
    (4) Auscultation: Normal bowel sound, no succussion splash, no bruits.

10. Anus and rectum: Mild external hemorrhoids, no fissure or fistula noted, digital: no palpable mass, normal prostate, normal sphincter tone, tarry stool on examining finger noted.

11. Extremities: Freely movable, no leg edema.

12. Nervous system: Essentially normal.

13. Laboratory data (from ER): Hb: 10mg/dL, WBC: 9,000/mm^3, BUN: 15mg/dL, GOT: 30mU/mL, Na$^+$: 140mEq/L, K$^+$: 4 mEq/L.

Impression / Diagnosis & Problems

Peptic ulcer with bleeding.

Plan

1. Fluid supply, blood transfusion if vital signs deteriorate persist.

2. NPO.

3. Antacid treatment.

4. Close observation of vital sign.

5. Arrange panendoscopy examination.

6. Admission routine.

Progress Note

OOOO/OO/OO   12:00

S: Vomiting massive coffee ground twice this morning. General abdominal discomfort.

O: BP: 90/60mmHg, BT: 37℃, PR: 100/min, RR: 18/min.

Consciousness: Clear.

Chest: Bilateral breathing sound clear.

Abdomen: Soft, no tenderness, mild distension.

Four limb: Pale, without edema.

Laboratory data: Hb: 10mg/dL, WBC: 9,000/mm^3, BUN: 15mg/dL, GOT: 30mU/mL, Na$^+$: 140mEq/L, K$^+$: 4mEq/L at ER.

A: Suspect peptic ulcer with bleeding.

P:

1. On IV fluid 0.9% N/S 2,000mL.

2. NPO.

3. Emergent endoscopy.

OOOO/OO/OO   15:00

S: Dizziness, tarry stool twice this afternoon.

O: BP: 90/60mmHg, BT: 37℃, PR: 110/min, RR: 20/min.

Endoscopy finding duodenum and gastric ulcer. Hb: 6mg/dL.

Consciousness: Clear.

Abdomen: Soft, no tenderness, mild distension.

Four limb: Pale, without edema.

A: Duodenum ulcer, gastric ulcer.

P:

1. BT PRBC 4U.

2. Losec 1Amp Q12H.

3. Keep NPO.

Admission Order

姓名：李小非	病歷號碼：12345678	床號：5C021	性別：男	年齡：40	過敏：Aspirin, NSAIDs	
開始日期	**長期醫囑**		**臨時醫囑**		**醫師簽名**	**護理師簽名**
OOOO/OO/OO	Diagnosis: peptic ulcer with bleeding		Laboratory			
12:30	Condition: Unstable.		Check CBC & DC.			
	Allergy: Aspirin, NSAIDs.		Check ABO type, RH, cross-matching.		Dr.×××	
	Vital sign Q4H.		Prepare PRBC 4U.			
	Activity: As tolerable.		Arrange emergent endoscopy.			
	Diet: NPO.					
	Nursing:	Dr.×××				
	Bed rest.					
	ON IV line for fluid therapy.					
	ON IV line for BT.					
	IV fluid:					
	$D_5S + D_5W$ run 80mL/hr.					
	KCl 5mEq/dL each bottle.					
	Medication：					
	Losec 1Amp IVD Q12H.					
13:00			BT PRBC 2U.		Dr.×××	
			0.9% N/S for BT.			

CHAPTER 4

婦產科
常見用語

4-1　婦科常見用語

4-2　產科常見用語

4-3　臨床實例

掃描

播放朗讀音檔

編著｜羅惠敏

修訂｜王采芷、黃盈禎、王守玉

MEDICAL
TERMINOLOGY

4-1 婦科常見用語

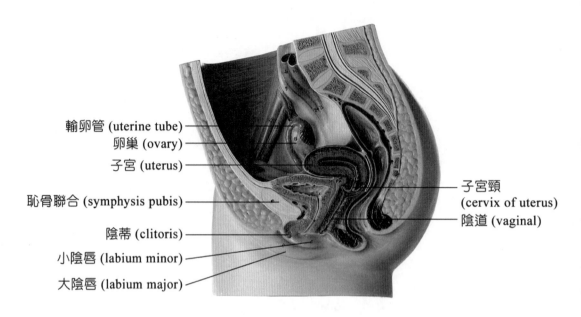

輸卵管 (uterine tube)
卵巢 (ovary)
子宮 (uterus)
恥骨聯合 (symphysis pubis)
陰蒂 (clitoris)
小陰唇 (labium minor)
大陰唇 (labium major)

子宮頸 (cervix of uterus)
陰道 (vaginal)

▶ 圖 4-1　女性生殖系統

一、症狀及徵象

字　彙	中　譯
adhesion [ədˋhiʒən]	粘連
dysfunctional uterine bleeding, DUB [dɪsˋfʌŋkʃən̩ ˋjutərɪn ˋblidɪŋ]	功能失調性子宮出血
dysmenorrhea [͵dɪsmɛnəˋriə]	月經困難；痛經
hypomenorrhea; scanty menstruation [͵haɪpoməˋnɔriə]; [ˋskæntɪ ͵mɛnstruˋeʃən]	經血過少
intrauterine adhesion, IUA [͵ɪntrəˋjutərɪn ədˋhiʒən]	子宮內粘連
leucorrhea; leukorrhea [͵lukəˋriə]; [͵ljukəˋriə]	白帶
menopause[★] [ˋmɛnə͵pɔz]	停經

字　　彙	中　　譯
menorrhagia [ˌmɛnəˈredʒɪə]	經血過多
menorrhalgia [ˌmɛnəˈrældʒɪə]	痛經
spotting [spatɪŋ]	點狀出血

二、常見診斷

字　　彙	中　　譯
adenomyoma★ [ˌædɪnomaɪˈomə]	肌腺瘤
adenomyosis [ˌædɪnomaɪˈosɪs]	肌腺症
amenorrhea [əˌmɛnoˈriə]	無經症
breast cancer★ [brɛst ˈkænsə]	乳癌
carcinoma *in situ*, CIS★ [ˌkarsɪˈnomə ɪn ˈsaɪtə]	原位癌
carcinoma of endometrium [ˌkarsɪˈnomə əv ˌɛndoˈmitrɪəm]	子宮內膜癌
cervical cancer, CC; carcinoma of cervix★ [ˈsɜvɪkəl ˈkænsə]; [ˌkarsɪˈnomə əv ˈsɜvɪks]	子宮頸癌
cervical erosion [ˈsɜvɪkəl ɪˈroʒən]	子宮頸糜爛
cervical polyp [ˈsɜvɪkəl ˈpalɪp]	子宮頸息肉
cervicitis [ˌsɜvɪˈsaɪtɪs]	子宮頸炎
chancre [ˈʃæŋkə]	下疳
chancroid [ˈʃæŋkrɔɪd]	軟性下疳
chocolate cyst [ˈtʃakəlɪt sɪst]	巧克力囊腫

字　彙	中　譯
choriocarcinoma [ˌkorɪəˌkarsɪˈnomə]	絨毛膜癌
climacteric period [ˌklaɪmækˈtɛrɪk ˈpɪrɪəd]	更年期
dermoid cyst [ˈdɜmɔɪd sɪst]	皮樣囊腫
endometrioma [ˌɛndəˌmitrɪˈomə]	子宮內膜瘤
endometriosis [ˌɛndəˌmitrɪˈosɪs]	子宮內膜組織異位
endometritis★ [ˌɛndəməˈtraɪtɪs]	子宮內膜炎
fibroma [faɪˈbromə]	纖維瘤
gonorrhea [ˌganəˈriə]	淋病
hydrosalpinx [ˌhaɪdrəˈsælpɪnks]	輸卵管積水
infertility [ˌɪnfəˈtɪlətɪ]	不孕症
ovarian hyperstimulation syndrome, OHSS [oˈvɛrɪən ˈhaɪpəsˌtɪmjuˈleʃən ˈsɪndrom]	卵巢過度刺激症候群
ovary cancer, Ov. Ca.★ [ˈovərɪ ˈkænsə]	卵巢癌
pelvic congestive syndrome, PCS [ˈpɛlvɪk kənˈʤɛstɪv ˈsɪndrom]	骨盆腔鬱血症候群
pelvic inflammatory disease, PID [ˈpɛlvɪk ɪnˈflæməˌtori dɪˈziz]	骨盆腔炎症
premenstrual syndrome, PMS [prɪˈmɛnstruəl ˈsɪndrom]	經前症候群
salpingitis [ˌsælpɪnˈʤaɪtɪs]	輸卵管炎
syphilis [ˈsɪfəlɪs]	梅毒
trichomonas vaginitis [ˌtrɪkəˈmonəs ˌvædʒəˈnaɪtɪs]	滴蟲性陰道炎

字　彙	中　譯
tubo-ovarian abscess, TOA [ˌtjubə oˈvɛrɪən ˈæbsɪs]	輸卵管卵巢膿瘍
uterine myoma; myoma of uterus★ [ˈjutərɪn maɪˈomə]; [maɪˈomə əv ˈjutərəs]	子宮肌瘤
uterine prolapse [ˈjutərɪn proˈlæps]	子宮脫垂
venereal disease, VD [vɪˈnɪrɪəl dɪˈziz]	性病

三、臨床檢查及檢驗

字　彙	中　譯
cervical biopsy★ [ˈsɜvɪkəl ˈbaɪɑpsɪ]	子宮頸切片
endometrial biopsy [ɛndəˈmitrɪəl ˈbaɪɑpsɪ]	子宮內膜切片
breast self-examination, BSE [brɛst ˈsɛlf ɪgˌzæməˈneʃən]	乳房自我檢查法
colposcopy [kɑlˈpɑskəpɪ]	陰道鏡檢查
Papanicolaou smear, Pap. smear★ [ˌpæpənɪkəˈlez smɪr]	子宮頸抹片檢查
pelvic examination [ˈpɛlvɪk ɪgˌzæməˈneʃən]	骨盆檢查
per vaginal, PV [pə vəˈʤaɪnl̩]	經由陰道指診
Rubin test [ˈrubɪn tɛst]	輸卵管通氣檢查
hysterosalpingography [ˌhɪstərəˌsælpɪŋˈgɑgrəfɪ]	子宮輸卵管攝影術
postcoital test [postˈkoɪtl̩ tɛst]	性交後測試

四、常見治療

字彙	中譯
artificial insemination, AI [artəˈfɪʃəl ɪnˌsɛməˈneʃən]	人工受孕
***in vitro* fertilization, IVF** [ɪn ˈvitro ˌfɜtləˈzeʃən]	體外授精
embryo transfer, ET [ˈɛmbrɪo ˈtrænsfə]	胚胎植入
bilateral pelvic lymph node dissection, BPLND [baɪˈlætərəl ˈpɛlvɪk lɪmf nod dɪˈsɛkʃən]	兩側骨盆淋巴腺摘除術
bilateral salpingo-oophorectomy, BSO [baɪˈlætərəl sælˌpɪŋgə-ˌoafəˈrɛktəmɪ]	兩側輸卵管卵巢切除術
cervical conization [ˈsɜvɪkəl ˌkanəˈzeʃən]	子宮頸錐狀切除術
condom★ [ˈkandəm]	保險套
contraception★ [ˌkantrəˈsɛʃən]	避孕
cryosurgery [ˌkraɪəˈsɜʤərɪ]	冷凍手術法
curettage [ˌkjurəˈtaʒ]	刮除術
dilatation and curettage, D&C [ˌdɪləˈteʃən ænd kjurəˈtaʒ]	子宮擴張及子宮內膜刮除術
endocervical curettage, ECC [ˌɛndəˈsɜvɪkḷ ˌkjurəˈtaʒ]	子宮頸內刮除術
electrocauterization [ɪˈlɛtrokɔtəˌraɪzeʃən]	電燒灼術
gamete intra-fallopian transfer, GIFT [ˈgæmit ˌɪntrə-fəˈlopɪən trænsˈfɜ]	精卵輸卵管植入術
hormonal replacement therapy, HRT★ [hɔrˈmonḷ rɪˈplesmənt ˈθɛrəpɪ]	荷爾蒙補充療法
hysterectomy★ [ˌhɪstəˈrɛktəmɪ]	子宮切除術
abdominal total hysterectomy, ATH [æbˈdamɪnḷ ˈtotḷ ˌhɪstəˈrɛktəmɪ]	腹部全子宮切除術

字　彙	中　譯
laparoscopic assisted vaginal hysterectomy, LAVH [ˌlæpəˈraskəpɪk əˌsɪstɪd ˈvædʒɪnḷ ˌhɪstəˈrɛktəmɪ]	經腹腔鏡協助施行陰道子宮切除術
vaginal hysterectomy, VH [ˈvædʒɪnḷ ˌhɪstəˈrɛktəmɪ]	陰道式子宮切除術
vaginal total hysterectomy, VTH [ˈvædʒɪnḷ ˈtotḷ ˌhɪstəˈrɛktəmɪ]	陰道式全子宮切除術
intra-uterine contraceptive device, IUCD; IUD★ **(intrauterine device)** [ˌɪntrə-ˈjutərɪn kantrəˈsɛptɪv dɪˈvaɪs]	子宮內避孕裝置； 子宮內避孕器
loop electrosurgical excision procedure, LEEP [lup ɪˌlɛktroˈsɜdʒɪkḷ ɪkˈsɪʒən prəˈsidʒɚ]	環形電燒灼切除術
myomectomy★ [ˌmaɪəˈmɛktəmɪ]	肌瘤切除術
oral contraception; oral contraceptive; oral pill [ˈorəl ˌkantrəˈsɛpʃən]; [ˈorəl ˌkantrəˈsɛptɪv]; [ˈorəl pɪl]	口服避孕藥
pessary [ˈpɛsərɪ]	子宮托；子宮帽
speculum [ˈspɛkjələm]	陰道擴張器；鴨嘴
tubal ligation, T/L; TL [ˈtjubḷ laɪˈgeʃən]	輸卵管結紮法
bilateral tubal ligation, BTL [baɪˈlætərəl ˈtjubəl laɪˈgeʃən]	兩側輸卵管結紮
postpartum tubal ligation, PPTL [postˈpartəm ˈtjubəl laɪˈgeʃən]	產後輸卵管結紮
tubal sterilization, T/S [ˈtjubəl ˌstɛrɪlɪˈzeʃən]	輸卵管絕育術

腦力激盪 | EXERCISE

一、配合題

請選出正確的中譯答案。

( )　　1.　climacteric period　　　　　A.　貧血

( )　　2.　uterine prolapse　　　　　　B.　經前症候群

( )　　3.　intrauterine device　　　　　C.　子宮托

( )　　4.　papanicolaou smear　　　　D.　白帶

( )　　5.　dysmenorrheal　　　　　　　E.　原位癌

( )　　6.　anemia　　　　　　　　　　　F.　更年期

( )　　7.　carcinoma *in situ*　　　　　G.　子宮脫垂

( )　　8.　premenstual syndrome　　　H.　子宮內避孕裝置

( )　　9.　leucorrhea　　　　　　　　　I.　月經困難

( )　　10. pessary　　　　　　　　　　　J.　子宮頸抹片檢查

二、英譯題

請寫出下列中文的英譯。

1.　避孕 ＿＿＿＿＿＿＿＿＿＿＿　　6.　停經 ＿＿＿＿＿＿＿＿＿＿＿

2.　經痛 ＿＿＿＿＿＿＿＿＿＿＿　　7.　陰道鏡檢查 ＿＿＿＿＿＿＿＿

3.　子宮頸炎 ＿＿＿＿＿＿＿＿＿　　8.　人工受孕 ＿＿＿＿＿＿＿＿＿

4.　子宮切除術 ＿＿＿＿＿＿＿＿　　9.　子宮頸癌 ＿＿＿＿＿＿＿＿＿

5.　陰道擴張器 ＿＿＿＿＿＿＿＿　　10. 不孕症 ＿＿＿＿＿＿＿＿＿＿

三、填充題

請依原文解釋寫出正確的字彙。

1. Cessation of the monthly flow; also called m_____
   climacteric.

2. Inflammation of the uterine cervix. c_____

3. Difficult or painful monthly flow. d_____

4. Excessive bursting forth of blood at the time of the m_____
   monthly flow.

5. A condition in which endometrial tissue occurs in e_____
   various sites in the abdominal or pelvic cavity.

四、聽力測驗

掃描朗讀音檔

（聆聽「朗讀音檔」中的單字，並寫下答案）

1. a _____   6. c _____

2. a _____   7. e _____

3. c _____   8. h _____

4. u _____   9. m _____;_____

5. e _____   10. s _____

※ 配合題

1.(F)　　2.(G)　　3.(H)　　4.(J)　　5.(I)　　6.(A)　　7.(E)　　8.(B)　　9.(D)　　10.(C)

※ 英譯題

1. contraception

2. menorrhalgia

3. cervicitis

4. hysterectomy

5. speculum

6. menopause

7. colposcopy

8. artificial insemination

9. cervical cancer / carcinoma of cervix

10. infertility

※ 填充題

1. menopause

2. cervicitis

3. dysmenorrhea

4. menorrhagia

5. endometriosis

※ 聽力測驗

1. adhesion

2. adenomyoma

3. choriocarcinoma

4. uterine prolapse

5. endometrial biopsy

6. cervical conization

7. electrocauterization

8. hysterectomy

9. myomectomy

10. speculum

4-2 產科常見用語

一、孕產史評估

字　彙	中　譯
amnion [ˈæmnɪən]	羊膜；胞衣
amniotic fluid★ [ˌæmnɪˈotɪk ˈfluɪd]	羊水
antepartum, AP★ [ˌæntɪˈpɑrtəm]	分娩前；懷孕
embryo [ˈɛmbrɪˌo]	胚胎
expected date of confinement, EDC [ɪkˈspɛktɪd det əv kənˈfaɪnmənt]	預產期
fetus [ˈfitəs]	胎兒
gestation [dʒɛsˈteʃən]	妊娠
gravida; gravidity, G [ˈgrævɪdə]; [grəˈvɪdətɪ]	孕次；孕婦
gravida 0, G_0★ [ˈgrævɪdə ˈzɪro]	未孕
gravida 1, G_1★ [ˈgrævɪdə wʌn]	初孕婦
labor★ [ˈlebɚ]	分娩
false labor pain [fɔls ˈlebɚ]	假陣痛
full term in labor [fʊl tɝm ɪn ˈlebɚ]	足月產
postterm labor [postˈtɝm ˈlebɚ]	過期生產
precipitious labor [prɪˈsɪpətəs ˈlebɚ]	急產
premature; premature labor [ˌpriməˈtjur]; [ˌpriməˈtjur ˈlebɚ]	早產

字　彙	中　譯
last menstrual period, LMP★ [ˈlæst ˈmɛnstruəl ˈpɪrɪəd]	最後一次月經
para, P [ˈpærə]	產次
multipara [mʌlˈtɪpərə]	經產婦
nullipara [nəˈlɪpərə]	未產婦
primipara [praɪˈmɪpərə]	初產婦

二、常見診斷

字　彙	中　譯
abruption placenta★ [æbˈrʌpʃən pləˈsɛntə]	胎盤早期剝離
amniotic fluid embolism, AFE★ [æmnɪˈatɪk ˈfluɪd ˈɛmbəlɪzm]	羊水栓塞
antepartum hemorrhage, APH [æntɪˈpartəm ˈhɛmərɪdʒ]	產前出血
dead fetus in uterus, DFU [dɛd ˈfitəs ɪn ˈjutərəs]	子宮內死胎
dysplasia [dɪsˈpleʒə]	發育不全
dystocia [dɪsˈtosɪə]	生產困難
eclampsia★ [əˈklæmpsɪə]	子癇症
ectopic implantation [ɛkˈtɔpɪk ˌɪmplænˈteʃən]	異位性著床
ectopic pregnancy★ [ɛkˈtɔpɪk ˈprɛgnənsɪ]	子宮外孕
fetal distress [ˈfitəl dɪˈstrɛs]	胎兒窘迫
gestation diabetes mellitus, GDM [dʒɛsˈteʃən ˌdaɪəˈbitiz mɛlˈaɪtəs]	妊娠糖尿病

字　彙	中　譯
hydatidiform mole [ˌhaɪdəˈtɪdɪfɔrm mol]	葡萄胎；水泡狀胎塊
hydramnion [ˌhaɪˈdræmnɪən]	羊水過多
hyperemesis gravidarum [ˌhaɪpəˈrɛmɪsɪs grəˈvɪdərʌm]	妊娠性劇吐
intrauterine fetal death, IUFD [ˌɪntrəˈjutərɪn ˈfitəl dɛθ]	子宮內胎兒死亡； 胎死腹中
intrauterine growth retardation, IUGR [ˌɪntrəˈjutərɪn groθ ˌritarˈdeʃən]	子宮內生長遲滯
laceration of perineum [ˌlæsəˈreʃən əv ˌpɛrəˈniəm]	會陰撕裂傷
large for gestational age, LGA [lardʒ fɔr dʒɛsˈteʃənl edʒ]	胎兒大小超過妊娠
mastitis [mæsˈtaɪtɪs]	乳腺炎
placenta previa★ [pləˈsɛntə ˈprivɪə]	前置胎盤
postpartum hemorrhage, PPH [postˈpartəm ˈhɛmərɪdʒ]	產後出血
prolonged labor★ [prəˈlɔŋd ˈlebɚ]	產程延長
puerperal fever [pjuˈɜpərəl ˈfivɚ]	產褥熱
puerperal hematoma [pjuˈɜpərəl ˌhɛməˈtomə]	產後血腫
rectocele [ˈrɛktəsil]	直腸脫出
retained placenta [rɪˈtenɪd pləˈsɛntə]	胎盤滯留
Rh factor incompatibility [ar etʃ ˈfæktɚ ˌɪnkəmˌpætəˈbɪlətɪ]	Rh 因子不合
small for gestational age, SGA [smɔl fɔr dʒɛsˈteʃənəl edʒ]	胎兒大小小於妊娠期
stillbirth, SB [ˈstɪlˌbɜθ]	死胎；死產

三、症狀及徵象

字　彙	中　譯
colostrum [kəˈlastrəm]	初乳
abnormal uterine contraction [æbˈnɔrml ˈjutərɪn kənˈtrækʃən]	子宮收縮異常
bloody show [ˈblʌdɪ ʃo]	現血
cervical dilatation [ˈsɜvɪkl ˌdɪləˈteʃən]	子宮頸擴張
crowning [ˈkraʊnɪŋ]	胎兒頭部初露（分娩時）；著冠
interval [ˈɪntəvl]	（產痛）間距
labor pain★ [ˈlebə pen]	產痛；陣痛
lightening [ˈlaɪtənɪŋ]	（孕婦）腹部輕鬆感
lochia★ [ˈlokɪəl]	惡露
rupture of membrane [ˈrʌptʃə əv ˈmɛmbren]	破水
artificial rupture of membrane, AROM 　[ˌartəˈfɪʃəl ˈrʌptʃə əv ˈmɛmbren]	人工破水
premature rupture of membrane, PROM 　[ˌpriməˈtjur ˈrʌptʃə əv ˈmɛmbren]	早期破水
spontaneous rupture of membrane, SROM 　[spanˈtenɪəs ˈrʌptʃə əv ˈmɛmbren]	自發性破水
meconium stain, MS [məˈkonɪəm sten]	胎便汙染；胎便染色
morning sickness★ [ˈmɔrnɪŋ ˈsɪknɪs]	孕婦晨吐
quickening [ˈkwɪkənɪŋ]	胎動初覺
striae gravidarum [ˈstraɪɪ ˈgrævɪdərəm]	妊娠紋
fetal movement, FM [ˈfitəl ˈmavmənt]	胎動

四、臨床檢查及檢驗

字　　彙	中　譯
amniocentesis [͵æmnɪosɛnˋtisəs]	羊膜穿刺術
ballottement [bəˋlatment]	浮動診胎法
basal body temperature, BBT [ˋbesl ˋbadɪ ˋtɛmprətʃə]	基礎體溫
bimanual pelvic examination [baɪˋmænjuel ˋpɛlvɪk ɪg͵zæməˋneʃən]	骨盆雙手檢查法
chorionic villi sampling, CVS [͵korɪˋanɪk ˋvɪlaɪ ˋsæmplɪŋ]	絨毛膜取樣
contraction stress test★ [kənˋtrækʃən strɛs tɛst]	宮縮壓力試驗
fetal heart monitoring [ˋfitəl hart ˋmanətəɪŋ]	胎心監測
fetal heart rate, FHR; fetal heart beats, FHB [ˋfitəl hart ret]; [ˋfitəl hart bits]	胎兒心搏率；胎兒心跳
fetal heart sound, FHS [ˋfitəl hart sound]	胎兒心音
fetal monitor [ˋfitəl ˋmanətə]	胎兒監視器
non-stress test, NTS★ [nan strɛs tɛst]	無壓力性測驗
occipitoanterior [ak͵sɪpətəænˋtɪrɪə]	枕前位
occipitoposterior [ak͵sɪpətəpasˋtɪrɪə]	枕後位
occipitotransverse [ak͵sɪpətətrænsˋvɜs]	枕橫位
oxytocin challenge test, OCT [͵aksɪˋtosɪn ˋtʃælɪndʒ tɛst]	催產素挑釁試驗
pelvimetry [pɛlˋvɪmətrɪ]	骨盆測量法
pregnancy test★ [ˋprɛgnənsɪ tɛst]	妊娠試驗；驗孕

字　彙	中　譯
presentation [ˌprizɛnˈteʃən]	產式
breech presentation 　[britʃ ˌprizɛnˈteʃən]	臀產式
cephalic presentation 　[səˈfælɪk ˌprizɛnˈteʃən]	頭產式
vertex presentation 　[ˈvɜtɛks ˌprizɛnˈteʃən]	顱頂產式

五、常見治療

字　彙	中　譯
abortion, A★ [əˈbɔrʃən]	流產
artificial abortion, AA 　[artəˈfɪʃəl əˈbɔrʃən]	人工流產；墮胎
habitual abortion 　[həˈbɪtʃual əˈbɔrʃən]	習慣性流產
induced abortion 　[ɪnˈdʒust əˈbɔrʃən]	誘發性流產
missed abortion 　[mɪst əˈbɔrʃən]	過期流產
spontaneous abortion, SA★ 　[spanˈtenɪəs əˈbɔrʃən]	自然流產
therapeutic abortion 　[ˌθɛrəˈpjutɪk əˈbɔrʃən]	治療性流產
threatened abortion 　[ˈθrɛtənd əˈbɔrʃən]	脅迫性流產
cesarean section, C/S★ [sɪˈzɛrən ˈsɛkʃən]	剖腹產
dilatation and evacuation (of uterus), D&E [ˌdɪləˈteʃən ænd ɪˌvækjəˈeʃən (əv ˈjutərəs)]	（子宮）擴張及內容物 吸出術
episiotomy, EP; Ep★ [əˌpɪzɪˈatəmɪ]	會陰切開術
induction of labor★ [ɪnˈdʌkʃən əv ˈlebə]	引產

字　彙	中　譯
lower segment transverse, LST [ˈloɚ ˈsɛgmənt trænsˈvɝs]	子宮下段橫切
normal spontaneous delivery, NSD★ [ˈnɔrml̩ spanˈtenɪəs dɪˈlɪvərɪ]	正常自然生產；順產
painless labor [ˈpenlɪs ˈlebɚ]	無痛分娩
patient controlled analgesia, PCA★ [ˈpeʃənt kənˈtrold ˌænælˈdʒizə]	病患自控式止痛法
perineorrhaphy [ˌpɛrɪnɪˈɔrəfɪ]	會陰縫合術
termination of pregnancy, TOP★ [ˌtɝməˈneʃən əv ˈprɛgnənsɪ]	終止妊娠
tocolysis [təˈkaləsɪs]	安胎
vacuum extraction [ˈvækjuəm ɪkˈstrækʃən]	真空吸引術
vaginal delivery, VD [vəˈdʒaɪnl̩ dɪˈlɪvərɪ]	經陰道生產

4-3 臨床實例

Admission Notes

Chief complaint

Impending shock and vaginal bleeding for three hours.

Present illness

The 26-year-old anmarried female visited *** OBG in Banqiao one week ago for a termination of pregnancy. The crown-rump length was 9.3cm by ultrasonography at that time, and the termination by Cytotec was performed yesterday. Little bleeding was noted after 36 hours. As result, D&E was performed at 17:00 this evening. After the procedure, profuse vaginal bleeding (three large pads wet within one hour) was noted. CBC check at 21:00, revealed Hb: 6.5g/dL. She was brought to our ER for further evaluation and treatment.

Physical examination

1. Consciousness: Awake but a little drowsy.

2. Appearance: Acutely ill, pale, BW: 52kg, BH: 165cm (both according to the patient), BP: 84/42mmHg, PR: 112/min, RR: 24/min, BT: 37.8°C.

3. HEENT: Pale conjuntiva, no jugular vein engorgement, pulses, palpable.

4. Heart: Tachycardia, no arrhythmia or murmur.

5. Chest: BS clear, no rales or wheezing.

6. Abdomen: Soft & flat, no rebound tenderness, lower abdomen, orange-sized mass (uterus), palpable, firm, mild tenderness.

7. Extremities: Cold, wet and pale, no cyanosis, no ecchymosis, slow capillary refilling.

8. Vaginal examination:

   Discharge: Bloody, fresh blood with clots, 50mL.

   Cervix: Everted, hyperemic; os: finger tip-size.

   Uterus: Orange-sized, firm, no tenderness, no motion tenderness.

   Adnexa: No enlarged mass; no tenderness; freely movable.

OBS/GYN Ultrasound

1. Uterus: AVFL, $12.3 \times 8.2 \times 6.5$cm, no fibroids.

2. Endometrial cavity: Heterogenous content 6.5×4.5cm, suspicion of retained gestational tissues.

3. Adnexa: Unremarkable, no ectopic mass.

Laboratory

Data at 22:03 (when she arrived at our ER).

Hb	6.0g/dL (6.5g/dL at local clinic , 21:00)
WBC	9,830/μL (4980/μL at 21:00)
Platelet	49×10^3/μL (113×10^3/μL at 21:00)
PT	21.3/12.1sec
PTT	42.3/25.3sec
GOT	33U/L
GPT	24U/L
Bil(T/D)	0.6/0.3mg/dL
BUN	11mg/dL
Cre	0.5mg/dL
Na^+	141mEq/L
Cl^-	102mEq/L
K^+	3.5mEq/L
Ca^{2+}	2.01mEq/L

Tentative diagnosis

1. Pregnancy at 17 weeks, post D&E, incomplete abortion.

2. Hemorrhagic shock.

3. To exclude the possibility of septic shock.

Management

1. CVP line, A-line, Dopamine infusion, and aggressive IV hydration.

2. PRBC 4U plus platelet 6U transfusion.

3. Antibiotics for Prophylaxis (Unasyn 1.5g IV Q6H + Gentamicin 160mg IV drip Q12H).

4. NPO, prepare for D&C again after a discussion with her family.

腦力激盪 | EXERCISE

一、配合題

請選出正確的中譯答案。

( )　　1.　primipara

( )　　2.　hydatidiform mole

( )　　3.　gestation

( )　　4.　colostrums

( )　　5.　mastitis

( )　　6.　rupture of membrane

( )　　7.　tocolysis

( )　　8.　amniotic fluid

( )　　9.　perineorrhaphy

( )　　10.　striae gravidarum

A.　羊水

B.　初乳

C.　會陰縫合術

D.　妊娠紋

E.　安胎

F.　破水

G.　妊娠

H.　初產婦

I.　葡萄胎

J.　乳腺炎

二、英譯題

請寫出下列中文的英譯。

1.　子宮頸擴張 ＿＿＿＿＿＿＿＿

2.　惡露 ＿＿＿＿＿＿＿＿＿＿＿

3.　人工破水 ＿＿＿＿＿＿＿＿＿

4.　著冠 ＿＿＿＿＿＿＿＿＿＿＿

5.　羊膜穿刺術 ＿＿＿＿＿＿＿＿

6.　分娩 ＿＿＿＿＿＿＿＿＿＿＿

7.　羊水過多 ＿＿＿＿＿＿＿＿＿

8.　胎盤早期剝離 ＿＿＿＿＿＿＿

9.　流產 ＿＿＿＿＿＿＿＿＿＿＿

10.　子宮外孕 ＿＿＿＿＿＿＿＿＿

三、填充題

請依原文解釋寫出正確的字彙。

1. Incision of the perineum to prevent tearing of the   e_____
    perineum and to facilitate delivery.

2. When a fetus that was expected to survive dies   s_____
    during birth or during the last half of pregnancy.

3. Rectal prolapse with protrusion into the vagina.   r_____

4. Surgical puncture of the amniotic sac to obtain a   a_____
    sample of amniotic fluid.

5. A difficult birth.   d_____

四、聽力測驗   掃描朗讀音檔

（聆聽「朗讀音檔」中的單字，並寫下答案）

1. a _____   6. p _____

2. e _____   7. c _____

3. e _____   8. m _____

4. m _____   9. f _____;_____

5. p _____   10. a _____

MEDICAL TERMINOLOGY

※ 配合題

1.(H)   2.(I)   3.(G)   4.(B)   5.(J)   6.(F)   7.(E)   8.(A)   9.(C)   10.(D)

※ 英譯題

1. cervical dilatation

2. lochia

3. artificial rupture of membrane

4. crowning

5. amniocentesis

6. labor

7. hydramnion

8. abruption placenta

9. abortion

10. ectopic pregnancy

※ 填充題

1. episiotomy

2. stillbirth

3. rectocele

4. amniocentesis

5. dystocia

※ 聽力測驗

1. amniotic fluid

2. eclampsia

3. ectopic pregnancy

4. mastitis

5. placenta previa

6. puerperal hematoma

7. cervical dilatation

8. morning sickness

9. fetal monitor

10. abortion

兒科
常見用語

5-1　症狀及徵象

5-2　常見診斷

5-3　臨床檢查及檢驗

5-4　常見治療

5-5　相關字彙

5-6　臨床實例

掃描

播放朗讀音檔

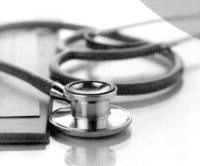

MEDICAL
TERMINOLOGY

編著｜杜晶瑩

修訂｜王采芷、黃盈禎、王守玉

5-1 症狀及徵象

字　彙	中　譯
acrocyanosis [ˌækrəsɪəˈnosɪs]	肢端發紺
airway obstruction★ [ˈɛr͵we əbˈstrʌkʃən]	呼吸道阻塞
birthmark [ˈbɝθ͵mɑrk]	胎記
caput succedaneum [ˈkepət ͵sʌksɪˈdenɪəm]	產瘤；胎頭水腫
cephalohematoma [͵sɛfələhɛməˈtomə]	頭血腫
clubfoot [ˈklʌb͵fʊt]	畸形足
cutis marmoration [ˈkjutɪs mɑr͵morəˈreʃən]	大理石狀皮膚
dental caries [ˈdɛntl̩ ˈkɛrɪ͵iz]	齲齒
eczema [ˈɛksɪmə]	濕疹
erythema [͵ɛrɪˈθimə]	紅斑
genu valgum [͵ʤɛnu ˈvælgəm]	膝外翻
genu varum [͵ʤɛnu ˈvɛrəm]	膝內翻
giant baby [ˈʤaɪənt ˈbebɪ]	巨嬰
gray stool★ [gre stul]	灰白便
hives urticaria [haɪvz ͵ɝtɪˈkɛrɪə]	蕁麻疹
Koplik's spot★ [ˈkɑplɪks spɑt]	科氏斑點

字　彙	中　譯
lanugo [ləˈnjugo]	胎毛
lockjaw [ˈlɑkˌʤɔ]	牙關緊閉
milia [ˌmɪlɪə]	粟粒疹
molding [ˈmoldɪŋ]	胎頭變形
mongolian spot [mɑŋˈgoljən spɑt]	蒙古斑
omphalocele [ˈɑmfəloˌsil]	臍膨出
pectus carinatum [ˈpɛktəs ˈkærɪˌnetəm]	雞胸
pectus excavatum [ˈpɛktəs ˈɛkskəˌvetəm]	漏斗胸
polydactylia [pɑlɪˌdækˈtɪlɪə]	多指（趾）畸形
pseudomenstruation [ˈsudoˌmɛnstruˈeʃən]	假性月經
respiratory arrest★ [rɪˈspaɪrəˌtorɪ əˈrɛst]	呼吸停止
rhinorrhea [ˌraɪnoˈriə]	流鼻水
strabismus [strəˈbɪzməs]	斜視
strawberry mark [ˈstrɔbɛrɪ mɑrk]	草莓血管斑
syndactyl [sɪnˈdæktɪl]	併指（趾）畸形
thrush [θrʌʃ]	鵝口瘡
torticollis [ˌtɔrtɪˈkɑlɪs]	斜頸
valgus [ˈvælgəs]	外翻足

字 彙	中 譯
varus [ˈvɛrəs]	內翻足
vernix caseosa [ˌvɜnɪkəs ˈkesɪəsə]	胎脂

5-2 常見診斷

MEDICAL TERMINOLOGY

字 彙	中 譯
acute gastroenteritis, AGE [əˈkjut ˌgæstroˌɛntəˈraɪtɪs]	急性腸胃炎
acute glomerulonephritis, AGN★ [əˈkjut ˈglɑməˌrulənɛˈfraɪtɪs]	急性腎絲球腎炎
acute lymphocytic leukemia, ALL★ [əˈkjut ˌlɪmfəˈsaɪtɪk ˌluˈkimɪə]	急性淋巴性白血病
acute myelogenous leukemia, AML★ [əˈkjut ˌmaɪələˈdʒɛnəs ˌluˈkimɪə]	急性骨髓性白血病
acute otitis media, AOM [əˈkjut oˈtaɪtɪs ˈmidɪə]	急性中耳炎
acute tonsillopharyngitis, ATP [əˈkjut ˌtɑnslˈəˌfærɪnˈdʒaɪtɪs]	急性扁桃腺咽炎
anal atresia; imperforate anus [ˈenl əˈtrɛʒə]; [ɪmˈpɜfərɪt ˈenəs]	肛門閉鎖
anal stenosis [ˈenl stɪˈnosɪs]	肛門狹窄
anencephalus [ˌænˈɛnsɛfələs]	無腦畸胎
anencephaly [ænənˈsɛfəlɪ]	無腦兒
arteriovenous malformation, AVM [arˌtɪrɪoˈvinəs ˌmælfɔrˈmeʃən]	動靜脈畸形
aseptic meningitis★ [əˈsɛptɪk ˌmɛnɪnˈdʒaɪtɪs]	無菌性腦膜炎
asphyxia [æsˈfɪksɪə]	窒息；異物吸入

字　彙	中　譯
aspiration pneumonia★ [ˌæspəˈreʃən njuˈmonjə]	吸入性肺炎
asthma★ [ˈæzmə]	氣喘
atopic dermatitis [əˈtapɪk ˌdɜməˈtaɪtɪs]	異位性皮膚炎
atrial septum defect, ASD [ˈatrɪəl ˈsɛptəm dɪˈfɛkt]	心房中隔缺損
attention-deficit hyperactivity disorder, ADHD [əˈtɛnʃən ˈdɛfɪsɪt ˌhaɪpəˈæktɪvəti disˈɔrdə]	注意力不足／過動症
autism; autistic disorder★ [ˈɔtɪzəm]; [ˈɔtɪstɪk disˈɔrdə]	自閉症
battered child syndrome [ˈbætəd tʃaɪld ˈsɪndrom]	受毆兒童症候群
biliary atresia [ˈbɪlɪˌɛrɪ əˈtrɛʒə]	膽道閉鎖
brachial palsy [ˈbrekɪəl ˈpɔlzɪ]	臂神經麻痺
breast milk jaundice★ [brɛst mɪlk ˈʤɔndɪs]	母乳性黃疸
bronchial asthma [ˈbraŋkɪəl ˈæzmə]	支氣管性氣喘
bronchiolitis [ˌbraŋkɪoˈlaɪtɪs]	細支氣管炎
bronchitis [branˈkaɪtɪs]	支氣管炎
bronchopneumonia [ˌbraŋkonjuˈmonjə]	支氣管性肺炎
bronchopulmonary dysplasia, BPD [ˌbraŋkoˈpʌlməˌnɛrɪ disˈpleʒə]	肺支氣管發育不良
celiac disease [ˈsilɪˌæk dɪˈziz]	粥樣瀉
cerebral palsy, CP★ [ˈsɛrəbrəl ˈpɔlzɪ]	腦性麻痺
chicken pox★ [ˈtʃɪkɪn paks]	水痘

字　彙	中　譯
chronic glomerulonephritis, CGN★ [ˈkrɑnɪk ˈglɑmə.rulonɛˈfraɪtɪs]	慢性腎絲球腎炎
clavicle fracture [ˈklævɪkl ˈfræktʃə]	鎖骨骨折
cleft lip [klɛft lɪp]	唇裂；兔唇
cleft palate [klɛft ˈpælɪt]	腭裂
coarctation of aorta, COA [.koarkˈteʃən əv eˈɔrtə]	主動脈狹窄
congenital dislocation of the hip, CDH [kənˈdʒɛnətl̩ .dɪsloˈkeʃən əv ðə hɪp]	先天性髖關節脫位
congenital heart disease [kənˈdʒɛnətl̩ hart dɪˈziz]	先天性心臟病
congenital hypothyroidism [kənˈdʒɛnətl̩ .haɪpoˈθaɪrɔɪd.ɪzəm]	先天性甲狀腺功能低下
congenital lactase deficiency [kənˈdʒɛnətl̩ ˈlæktes dɪˈfɪʃənsɪ]	先天性乳糖酶缺乏
congenital malformation [kənˈdʒɛnətl̩ .mælfɔrˈmeʃən]	先天性畸形
congenital megacolon; Hirschsprung's disease [kənˈdʒɛnətl̩ ˈmɛgəˈkolən]; [ˈhɜʃsprungz dɪˈziz]	先天性巨大結腸症
congenital rubella syndrome [kənˈdʒɛnətl̩ ruˈbɛlə ˈsɪndrom]	先天性德國麻疹症候群
congenital syphilis [kənˈdʒɛnətl̩ ˈsɪfəlɪs]	先天性梅毒
croup [krup]	哮吼
cryptorchidism★ [krɪpˈtɔrkɪdɪzəm]	隱睪症
developmental dysplasia of hip, DDH [dɪvɛləpˈmɛntl̩ dɪsˈplæʒə əv hɪp]	發展性髖關節發育不良
diaper dermatitis [ˈdaɪəpə .dɜməˈtaɪtɪs]	尿布皮膚炎
diaper rash [ˈdaɪəpə ræʃ]	尿布疹

字　彙	中　譯
diphtheria [dɪfˊθɪrɪə]	白喉
Down's syndrome★ [daʊns ˊsɪndrom]	唐氏症
Duchenne muscular dystrophy [ˊdʌtʃɪn ˊmʌskjələ ˊdɪstrəfɪ]	裘馨氏肌肉萎縮
encephalitis [ˌɛnsɛfəˊlaɪtɪs]	腦炎
epiglottitis [ˌɛpɪˊglaˊtaɪtɪs]	會厭炎
epilepsy★ [ˊɛpɪˊlɛpsɪ]	癲癇
facial nerve paralysis [ˊfeʃəl nɜv pəˊræləsɪs]	顏面神經麻痺
failure to thrive [ˊfeljə tu θraɪv]	生長遲緩
febrile convulsion [ˊfibrəl kənˊvʌlʃən]	熱性痙攣
fever of undetermined origin, FUO; **fever of unknown, FOU** [ˊfivə əv ˌʌndɪˊtɜmɪnd ˊɔrədʒɪn]; [ˊfivə əv ʌnˊnon]	原因不明的發燒
German measles; rubella [ˊdʒɜmən ˊmizlz]; [ruˊbɛlə]	德國麻疹；風疹
glucose-6-phosphate dehydrogenase deficiency, **G-6-PD deficiency**★ [ˊglukos sɪks ˊfasfet diˊhaɪdrədʒəˌnes dɪˊfiʃənsɪ]	葡萄糖－六－磷酸去氫 酶缺乏症；蠶豆症
hand-foot-mouth disease★ [hænd fʊt maʊθ dɪˊziz]	手足口病
hemangioma [hiˌmænʤɪˊomə]	血管瘤
hemolytic disease of the newborn, HDN [hɪˊmalaɪtɪk dɪˊziz əv ðə ˊnjuˌbɔrn]	新生兒溶血性疾病
hemophilia [ˌhiməˊfɪlɪə]	血友病
herpangina [ˌhɜpənˊʤaɪnə]	疱疹性咽峽炎

字　彙	中　譯
herpetic gingivostomatitis [hɜˈpɛtɪk ʤɪnˈʤaɪvəˌstoməˈtaɪtɪs]	疱疹性口齦炎
hyaline membrane disease, HMD [ˈhaɪəlɪn ˈmɛmbren dɪˈziz]	透明膜病
hydrocele [ˈhaɪdrəˌsil]	陰囊積水
hydrocephalus★ [ˈhaɪdrəˈsɛfələs]	水腦
hyperbilirubinemia [ˈhaɪpəˌbɪləˈrubɪnmɪə]	高膽紅素血症
hypospadia [ˈhaɪpoˈspedɪə]	尿道下裂
idiopathic thrombocytopenia purpura [ˌɪdɪəˈpæθɪk ˈθrambəˌsaɪtəˈpinɪə ˈpɝpjurə]	特發性血小板減少性紫斑
ileus★ [ˈɪlɪəs]	腸阻塞
impetigo [ˌɪmpɪˈtaɪgo]	膿疱病
infant respiratory distress syndrome [ˈɪnfənt rɪˈspaɪrəˌtorɪ dɪˈstrɛs ˈsɪndrom]	嬰兒呼吸窘迫症候群
influenza [ˌɪnfluˈɛnzə]	流行性感冒
inguinal hernia [ˈɪŋgwɪnl̩ ˈhɝnɪə]	腹股溝疝氣
intussusception; introsusception [ˌɪntəssəˈsɛpʃən]; [ˌɪntrəsʌsˈsɛpʃən]	腸套疊
Japanese encephalitis★ [ˌʤæpəˈniz ɛnsɛfəˈlaɪtɪs]	日本腦炎
juvenile diabetes [ˈʤuvənl̩ ˌdaɪəˈbitiz]	幼年型糖尿病
Kawasaki's disease★ [kawasakɪz dɪˈziz]	川崎氏病
kernicterus [kəˈnɪktərəs]	核黃疸
laryngomalacia [ˈlærɪŋgoməˈleʃə]	喉頭軟化症

字　彙	中　譯
measles★ [ˈmizl̩z]	麻疹
meconium aspiration syndrome, MAS [məˈkonɪəm ˌæspəˈreʃən ˈsɪndrom]	胎便吸入症候群
meningocele [məˈnɪŋɡəsil]	腦脊髓膜膨出
mumps [mʌmps]	腮腺炎
muscular dystrophy [ˈmʌskjələ ˈdɪstrəfɪ]	肌肉萎縮症
myelomeningocele [maɪloməˈnɪŋɡəsil]	脊髓脊髓膜膨出
necrotizing enterocolitis, NEC [nɛˈkratɪzɪŋ ˌɛntərokoˈlaɪtɪs]	壞死性小腸結腸炎
neonatal asphyxia [ˌnioˈnetl̩ æsˈfɪksɪə]	新生兒窒息
neonatal polyerythremia [ˌnioˈnetl̩ palɪˌɛrəˈθrimɪə]	新生兒紅血球增多症
omphalitis [ˌamfəˈlaɪtɪs]	臍炎
osteogenesis imperfecta, OI [ˌastɪəˈdʒɛnəsɪs ɪmˈpɝfɪktə]	成骨不全；玻璃娃娃
patent ductus arteriosus, PDA [ˈpætnt dʌktəs ˈartərɪəsʌs]	開放性動脈導管
pertussis [pəˈtʌsɪs]	百日咳
phenylketonuria, PKU [ˈfɛnl̩ˌkitonˈjurɪə]	苯酮尿症
poliomyelitis [ˌpolioˌmaɪəˈlaɪtɪs]	脊髓灰質炎； 小兒麻痺症
pyloric stenosis [paɪˈlɔrɪk stɪˈnosɪs]	幽門狹窄
pyoderma [ˌpaɪəˈdɝmə]	膿皮症
respiratory distress syndrome, RDS★ [rɪˈspaɪrəˌtorɪ dɪˈstrɛs ˈsɪndrom]	呼吸窘迫症候群

字　彙	中　譯
retinopathy of prematurity, ROP [ˈrɛtɪnəˌpəθɪ əv priməˈtjʊrətɪ]	早產兒視網膜病變
Reye's syndrome★ [ˈrɛs ˈsɪndrom]	雷氏症候群
rheumatic fever [ruˈmætɪk ˈfivə]	風濕熱
rheumatic heart disease, RHD [ruˈmætɪk hart dɪˈziz]	風濕性心臟病
roseola infantum [roˈziələ ˈɪnfəntəm]	幼兒玫瑰疹
scartlet fever [ˌskartˈlɛt ˈfivə]	猩紅熱
shaken baby syndrome [ˈʃekən ˈbebɪ ˈsɪndrom]	嬰兒搖晃症候群
spinal bifida [ˈspaɪnl̩ ˈbaɪfɪdə]	脊柱裂
spinal muscle atrophy [ˈspaɪnl̩ ˈmʌsl ˈætrəfɪ]	脊髓肌肉萎縮
sudden infant death syndrome, SIDS★ [ˈsʌdn ˈɪnfənt dɛθ ˈsɪndrom]	嬰兒猝死症候群
tetanus [ˈtɛtənəs]	破傷風
tetralogy of Fallot, TOF★ [tɛˈtrælədʒɪ əv fɔlət]	法洛氏四重畸形
thalassemia [ˌθæləˈsimɪə]	海洋性貧血
Tourette's syndrome★ [tʊrɛts ˈsɪndrom]	妥瑞氏症候群
tracheoesophageal fistula [ˈtrekɪəˌisəˈfædʒɪəl ˈfɪstʃʊlə]	氣管食道瘻管
transposition of the great arteries [ˌtrænspəˈzɪʃən əv ðə gret ˈartərɪz]	大血管轉位
umbilical cord infection [ʌmˈbɪlɪkl kɔrd ɪnˈfɛkʃən]	臍帶感染
upper respiratory infection, URI★ [ˈʌpə rɪˈspaɪrəˌtorɪ ɪnˈfɛkʃən]	上呼吸道感染

字　彙	中　譯
ventricular septum defect, VSD★ [vɛnˈtrɪkjələ ˈsɛptəm dɪˈfɛkt]	心室中隔缺損
vesicoureteral reflux, VUR [ˈvɛsəkoˌjuˈritərəl ˈriˌflʌks]	膀胱輸尿管逆流
Wilm's tumor [wɪlms ˈtjumə]	威爾姆氏腫瘤

5-3 臨床檢查及檢驗

MEDICAL TERMINOLOGY

字　彙	中　譯
Apgar score for the newborn★ [ˈæpgɑr skor fɔr ðə ˈnjuˌbɔrn]	阿帕嘉新生兒評分表
appropriate for gestational age, AGA [əˈproprɪˌet fɔr ʤɛsˈteʃənəl edʒ]	胎兒大小符合妊娠期
Babinski's reflex★ [bəˈbɪnskiz ˈriflɛks]	巴賓斯基氏反射
blinking or corneal light reflex [ˈblɪŋkɪŋ ɔr ˈkɔrnɪəl laɪt ˈriflɛks]	眨眼或角膜光反射
chest circumference, CC [tʃɛst səˈkʌmfərəns]	胸圍
Denver development screening test, DDST [ˈdɛnvə dɪˈvɛləpmənt ˈskrinɪŋ tɛst]	丹佛發展篩檢測驗
doll's eyes reflex★ [dɑls aɪs ˈriflɛks]	洋娃娃眼睛反射
face pain rating scale [fes pen ˈretɪŋ skel]	臉譜量表
gap reflex★ [gæp ˈriflɛks]	作嘔反射
grasp reflex★ [græsp ˈriflɛks]	抓握反射
head circumference, HC [hɛd səˈkʌmfərəns]	頭圍
moro reflex★ [ˈmoro ˈriflɛks]	莫洛反射；擁抱反射

字　彙	中　譯
new born screen [nju bɔrn skrin]	新生兒篩檢
pediatric trauma score [ˌpidɪˈætrɪk ˈtrɔmə skor]	兒童創傷指數
rooting reflex [rutɪŋ ˈriflɛks]	尋乳反射
scarf sign [skarf saɪn]	圍巾徵象
startle reflex [ˈstartl ˈriflɛks]	驚嚇反射
stepping reflex [stɛpɪŋ ˈriflɛks]	踏步反射
sucking reflex★ [ˈsʌkɪŋ ˈriflɛks]	吸吮反射
tonic neck reflex [ˈtanɪk nɛk ˈriflɛks]	頸部強直反射

5-4　常見治療

MEDICAL TERMINOLOGY

字　彙	中　譯
aerosol therapy [ˈɛrəˌsal ˈθɛrəpɪ]	噴霧治療
immunotherapy [ɪˌmjənoˈθɛrəpɪ]	免疫療法
intravenous immune globulin, IVIG [ˌɪntrəˈvinəs ɪˈmjun ˈglabjəlɪn]	靜脈注射免疫球蛋白
ketogenic diet★ [ˌkitoˈʤɛnɪk ˈdaɪət]	生酮飲食
pneumococcal vaccine [ˌnjuməˈkakəl ˈvæksin]	肺炎鏈球菌疫苗
anoplasty [ˌænoˈplæstɪ]	肛門成形術
blood exchange transfusion [blʌd ɪksˈtʃɛnʤ trænsˈfjuʒən]	換血

字　彙	中　譯
circumcision [ˌsɝkəmˈsɪʒən]	包皮環切術
early intervention [ˈɝlɪ ˌɪntɚˈvɛnʃən]	早期療育
hematopoietic stem cell transplantation, HSCT [ˌhɛmətopɔɪˈitɪk stɛm sɛl ˌtrænsplænˈteʃən]	造血幹細胞移植
incubator [ˈɪnkjəˌbetɚ]	保溫箱
Kasai's procedure [kɑˈsaɪz prəˈsidʒɚ]	卡謝氏手術
myringectomy [məˌrɪnˈdʒktəmɪ]	鼓膜切除術
nebulizer [ˈnɛbjəˌlaɪzɚ]	噴霧器
oxygen hood [ˈɑksədʒən hʊd]	氧氣罩
oxygen tent★ [ˈɑksədʒən tɛnt]	氧氣帳
oxygen therapy [ˈɑksədʒən ˈθɛrəpɪ]	氧氣療法
phototherapy, P/T [ˌfotəˈθɛrəpɪ]	照光治療
postural drainage [ˈpɑstʃərəl ˈdrenɪdʒ]	姿位引流
septal defect occluder [ˈsɛptəl dɪˈfɛkt əˈkludɚ]	心房中隔缺損關閉器
therapeutic play [ˌθɛrəˈpjutɪk ple]	治療性遊戲
tonsillectomy [ˌtanslˈɛktəmɪ]	扁桃腺切除術
umbilical cord blood transplantation, UCBT [ʌmˈbɪlɪkl kɔrd blʌd ˌtrænsplænˈteʃən]	臍帶血移植
vibration [vaɪˈbreʃən]	震顫法

5-5 相關字彙

字 彙	中 譯
adolescence★ [ædḷˈɛsns]	青少年期
development [dɪˈvɛləpmənt]	發育；發展
infant [ˈɪnfənt]	嬰兒期
miss swallowing [mɪs ˈswaloɪŋ]	誤食
newborn, NB; neonate★ [ˈnjuˌbɔrn]; [niəˌnet]	新生兒
postterm infant; postmature infant [postˈtɜm ˈɪnfənt]; [postˈməˌtjʊr ˈɪnfənt]	過期（過熟）嬰兒
preschooler [ˌpriˈskulə]	學齡前期
preterm infant; premature infant [priˈtɜm ˈɪnfənt]; [priˈməˌtjʊr ˈɪnfənt]	早產兒
respiratory syncytial virus [rɪˈspaɪrəˌtorɪ sɪŋsaɪtəl ˈvaɪrəs]	呼吸道融合病毒
school age [skul edʒ]	學齡期
term infant [ˈtɜm ˈɪnfənt]	足月兒
toddler [ˈtadlə]	幼兒期
vaccine★ [ˈvæksin]	疫苗

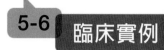

MEDICAL TERMINOLOGY

Admission Note

Chief complaint

According the patient's mother, the patient has rhinorrhea, cough, mild fever, poor appetite, and been irritable since three to four days ago.

Present illness

The 1-year-old boy has been healthy till about three to four days ago, his parents noticed that he had rhinorrhea, cough, mild fever, poor appetite and was irritable. He was brought to LMD and took some medications. Unfortunately, the symptoms became worse. This morning, his cough and sputum increased and his body temperature ran up to 39.5℃. He visited our OPD, and was admitted for treatment.

Past history

1. Birth History: G_1P_1, GA: 40wks, NSD, full term, BW: 3,500gm, BL: 52cm, neonatal jaundice (-).

2. Feeding: On full diet (milks 14% RF 210mL QID).

3. Vaccination: As schedule.

4. Growth and development: BW: 10.5Kg (50~85 percentile), BL: 75cm (15~50 percentile).

5. Past history:

    (1) Operation / Hospitalization: Nil.

    (2) Allergy to NSAIDs.

6. Maternal history:

    (1) No use of drugs during pregnancy.

    (2) No radiation exposure during pregnancy.

    (3) Thalassemia carrier.

7. Family history: Grandfather and mother are thalassemia carrier.

Physical examination

1. Vital signs: BT: 39.5℃, PP: 140/min, RR: 40/min, BP: 96/62mmHg.

2. Consciousness: Alert, crying.

3. HEENT: Grossly normal.

    (1) Conjunctivae: Not pale.

    (2) Sclera: Anicteric.

    (3) Pupils: Isocoria, prompt and symmetric pupillary light reflex.

    (4) Throat: Mild injected.

4. Neck: Supple, no JVE, no LAP.

5. Heart: RHB without murmur.

6. Chest: Symmetric expansion, breath sound: Course, no crackle or wheeze.

7. Abdomen: Soft, flat, normoactive bowel sound. Liver: 2cm below RCM, spleen: Impalpable.

8. NO operation scar on the abdomen.

9. Extremities: Freely movable, no petechiae or ecchymosis.

Impression

    Acute bronchiolitis.

Plan

1. Give Acetaminophen and Medicon syrup agent.

2. Give chest physical therapies.

3. Follow up for bronchiolitis.

Discharge Summary

Admission diagnosis

Acute bronchiolitis.

Discharge diagnosis

Acute bronchiolitis.

Chief complaint

According the patient's mother, the patient has rhinorrhea, cough, mild fever, poor appetite and been irritable since three to four days ago. He was brought to the LMD and prescribed with medications. Unfortunately, his conditions did not relieved and his body temperature ran up to 39.5℃. Thus, he was transferred to our hospital for further management.

Course treatment

The 1-year-old boy used to be healthy except allergy to NSAIDs. About three to four days before admission, he developed URI signs, including high fever, short of breathing, and irritability. The chest X-ray showed acute bronchiolitis. Sepsis workup was done and the results showed CRP>15, WBC: 18,500/mm^3, and Hb: 11.2g/dL. Ampicillin and Gentamicin were prescribed as Empirical antibiotic therapies. He also received chest physical therapies and treated with Acetaminophen and Medicon syrup. He showed some improvement after the treatments.

Operation

Nil.

Complication

Nil.

Discharge status

Improved.

Recommendation and medications

1. Medicon syrup QID .

2. Return to OPD in one week.

腦力激盪 EXERCISE

一、配合題

請選出正確的中譯答案。

( )　　1.　tonic neck reflex
( )　　2.　scoliosis
( )　　3.　herpangina
( )　　4.　hydrocephalus
( )　　5.　incubator
( )　　6.　muscular dystrophy
( )　　7.　postural drainage
( )　　8.　tetralogy of Fallot
( )　　9.　intussusception
( )　　10.　poliomyelitis

A.　姿位引流
B.　水腦
C.　頸部強直反射
D.　脊柱側彎
E.　法洛氏四重畸形
F.　保溫箱
I.　肌肉萎縮症
J.　脊髓灰質炎
K.　疱疹性咽峽炎
L.　腸套疊

二、英譯題

請寫出下列中文的英譯。

1.　嬰兒呼吸窘迫症候群

2.　特發性血小板減少性紫斑

3.　兔唇

4.　嬰兒猝死症候群

5.　血友病

6.　手足口病

7.　苯酮尿症

8.　腮腺炎

9.　主動脈狹窄

10.　先天性畸形

三、填充題

請依原文解釋寫出正確的字彙：

1. Arteriovenous m_____.

2. Congenital d_____ of the hip.

3. Failure to t_____.

4. Retinopathy of p_____.

5. Spinal m_____ atrophy.

6. A congenital condition in which there is a lack of   a_____
    development of the brain.

7. Stiff neck caused by spasmodic contraction of the   t_____
    muscles of the neck.

8. An abnormal toxic accumulation of bilirubin in   a_____
    central nervous systems.

9. A collection of serous fluid in a sac-like cavity;   h_____
    specifically the tunica vaginalis testis.

10. A congenital defect in which the urethra opens on   h_____
    the underside of the penis.

四、聽力測驗

掃描朗讀音檔

（聆聽「朗讀音檔」中的單字，並寫下答案）

1. c _____

2. t _____

3. a _____

4. a _____

5. b _____

6. D _____

7. f _____

8. B _____

9. o _____;_____

10. t _____

解答

※配合題

1.(C)　　2.(D)　　3.(K)　　4.(B)　　5.(F)　　6.(I)　　7.(A)　　8.(E)　　9.(L)　　10.(J)

※英譯題

1. infant respiratory distress syndrome

2. idiopathic thrombocytopenia purpura

3. cleft lip

4. sudden infant death syndrome

5. hemophilia

6. hand-foot-mouth disease

7. phenylketonuria

8. mumps

9. coarctation of aorta

10. congenital malformation

※填充題

1. arteriovenous malformation（動靜脈畸形）

2. congenital dislocation of the hip（先天性髖關節脫位）

3. failure to thrive（生長遲緩）

4. retinopathy of prematurity（早產兒視網膜病變）

5. spinal muscle atrophy（脊髓肌肉萎縮）

6. anencephaly

7. torticollis

8. acromegaly

9. hydrocele

10. hypospadia

※ 聽力測驗

1. caput succedaneum

2. thrush

3. anencephalus

4. asphyxia

5. bronchopneumonia

6. Down's syndrome

7. febrile convulsion

8. Babinski's reflex

9. oxygen tent

10. tonsillectomy

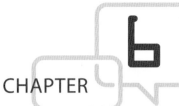

CHAPTER **6**

精神科
常見用語

6-1 症狀及徵象

6-2 常見診斷

6-3 臨床檢查及檢驗

6-4 常見治療及處置

6-5 臨床實例

掃描

播放朗讀音檔

編著｜吳霞玲

修訂｜王采芷、黃盈禎、王守玉

MEDICAL
TERMINOLOGY

6-1 症狀及徵象

一、防衛機轉

字　彙	中　譯
denial [dɪˈnaɪəl]	否定作用
projection [prəˈʤɛkʃən]	外射作用
regression★ [rɪˈgrɛʃən]	退化行為
transference [trænsˈfɜəns]	情感轉移

二、意識障礙

字　彙	中　譯
absence [ˈæbsn̩s]	失神
amnesia [æmˈniʒə]	失憶
cephalalgia [ˌsɛfəˈlældʒɪə]	頭痛
cloudy [ˈklaʊdɪ]	意識朦朧
confusion★ [kənˈfjuʒən]	混亂
delirium★ [dɪˈlɪrɪəm]	譫妄
derealization [dɪˌrɪəlɪˈzeʃən]	現實感消失
disturbance of consciousness [dɪsˈtɜbəns əv ˈkanʃəsnɪs]	意識障礙
drowsiness; drowsy★ [ˈdraʊzɪnɪs]; [ˈdraʊzɪ]	嗜睡症

字　　彙	中　譯
stupor [ˈstjupə]	靜呆狀態；木僵
unconsciousness[★] [ʌnˈkɑnʃəsnɪs]	意識喪失

三、行為障礙

字　　彙	中　譯
behavior [bɪˈhevjə]	行為
aggression; aggressive behavior [əˈgrɛʃən]; [əˈgrɛsɪv bɪˈhevjə]	攻擊行為
compulsive behavior [kəmˈpʌlsɪv bɪˈhevjə]	強迫行為
destructive behavior [dɪˈstrʌktɪv bɪˈhevjə]	破壞行為
manipulative behavior [məˈnɪpjəˌletɪv bɪˈhevjə]	操縱或操控行為
catatonia [ˌkætəˈtonɪə]	僵直；緊張症
echopraxia [ˌɛkəˈpræksɪs]	回音性動作
hyperactivity[★] [ˌhaɪpəækˈtɪvɪtɪ]	活動增加
hypoactivity [ˌhaɪpəækˈtɪvɪtɪ]	活動過少
mannerism [ˈmænərɪzm̩]	作態
negativism [ˈnɛgətɪˌvɪzm̩]	違抗及阻抗
somnambulism [samˈnæmbjəlɪzm̩]	夢遊症
waxy flexibility [ˈwæksɪ ˌflɛksɪˈbɪlətɪ]	蠟樣屈曲

四、情緒障礙

字　　彙	中　譯
affective disturbance [əˈfɛktɪv dɪsˈtɜbəns]	情感障礙
agitation [ˌædʒəˈteʃən]	激躁；不安
ambivalence [æmˈbɪvələns]	情感矛盾
anxiety★ [æŋˈzaɪətɪ]	焦慮
apathy [ˈæpəθɪ]	淡漠
counter-transference [ˈkaʊntɚ trænsˈfɝəns]	情感反轉移
depression [dɪˈprɛʃən]	抑鬱
ecstasy [ˈɛkstəsɪ]	狂喜忘形
elation [ɪˈleʃən]	昂然自得
euphoria [juˈfɔrɪə]	異常喜樂；興奮
fear★ [fɪr]	害怕；恐懼
grief; mourning★ [grif]; [ˈmɔrnɪŋ]	哀傷
flat affect [flæt əˈfɛkt]	情感平淡
hysteria [hɪsˈtɛrɪə]	歇斯底里
inappropriate [ˌɪnəˈproprɪɪt]	不恰當情感
panic★ [ˈpænɪk]	恐慌

五、思考障礙

字　彙	中　譯
association [ə.soʃɪˈeʃən]	聯想
autistic thinking [ɔˈtɪstɪk ˈθɪŋkɪŋ]	自閉思考
circumstantiality [.sɜkəm.stænʃɪˈæləti]	說話繞圈
clang association [klæŋ ə.sosɪˈeʃən]	音韻聯結
confabulation [kən.fæbjuˈleʃən]	虛構故事
delusion★ [dɪˈluʒən]	妄想
delusion of grandeur [dɪˈluʒən əv ˈgrændʒə]	誇大妄想
delusion of reference [dɪˈluʒən əv ˈrɛfərəns]	關係妄想
delusion of religion [dɪˈluʒən əv ˈrɪˈlɪdʒən]	宗教妄想
delusion of persecution [dɪˈluʒən əv .pɚsɪˈkjuʃən]	被害妄想
delusion of jealousy [dɪˈluʒən əv ˈdʒɛləsɪ]	忌妒妄想
delusion of being controlled [dɪˈluʒən əv ˈbiɪŋ kənˈtrold]	被控制妄想
erotic delusion [ɪˈratɪk dɪˈluʒən]	情愛妄想
guilty delusion [ˈgɪltɪ dɪˈluʒən]	罪惡妄想
somatic delusion [soˈmætɪk dɪˈluʒən]	身體妄想
disturbance of thinking; thought disorder [dɪsˈtɝbəns əv ˈθɪŋkɪŋ]; [θɔt dɪsˈɔrdə]	思考障礙
dysarthria [dɪˈsarθrɪə]	口齒不清；構音困難

字　彙	中　譯
echolalia [ˌɛkəˈleliə]	回音症
flight of idea★ [flaɪt əv aɪˈdɪə]	意念飛揚；意念飛躍
incoherence [ˌɪnkoˈhɪrəns]	說話不連貫；語無倫次
irrelevance [ɪˈrɛləvəns]	答非所問
loosing of association [lusɪŋ əv əˌsosɪˈeʃən]	思考鬆弛
mutism [ˈmjutɪzm̩]	不語
neologism [nɪˈalədʒɪzm̩]	新語症
preservation [prɪzəˈveʃən]	延續言語；語句反覆症
thought blocking [θɔt ˈblakɪŋ]	思考中斷
thought broadcasting [θɔt ˈbrɔdˌkæstɪŋ]	思考廣播
thought insertion [θɔt ɪnˈsɜʃən]	思考插入
verbigeration [vəˌbɪdʒəˈreʃən]	重覆語言
word salad [wɜd ˈsæləd]	字句拼盤；沙拉語

六、知覺障礙

字　彙	中　譯
formication [ˌfɔrmɪˈkeʃən]	蟻爬感
hallucination★ [həˌlusɪˈneʃən]	幻覺
auditory hallucination 　[ˈɔdəˌtɔrɪ həˌlusɪˈneʃən]	幻聽；聽幻覺

字　彙	中　譯
gustatory hallucination [ˈgʌstəˌtorɪ həˌlusɪˈneʃən]	味覺幻覺
olfactory hallucination [alˈfæktərɪ həˌlusɪˈneʃən]	嗅幻覺
somatic hallucination [soˈmætɪk həˌlusɪˈneʃən]	身體幻覺
tactile hallucination [ˈtæktɪl həˌlusɪˈneʃən]	觸幻覺
visual hallucination [ˈvɪʒuəl həˌlusɪˈneʃən]	視幻覺
illusion [ɪˈluʒən]	錯覺

七、記憶障礙

字　彙	中　譯
hypermnesia [ˌhaɪpəˈmˈniʒɪə]	記憶亢進
impaired memory [ɪmˈpɛrd ˈmɛmərɪ]	記憶障礙
paramnesia [ˌpæræmˈniʒɪə]	記憶改變

八、智能障礙

字　彙	中　譯
dementia [dɪˈmɛnʃɪə]	失智
mental retardation, MR [ˈmɛntl̩ ˌritarˈdeʃən]	智能不足；心智遲緩

九、病識感障礙

字　彙	中　譯
insight* [ˈɪnsaɪt]	病識感

字　彙	中　譯
intellectual insight [ˌɪntəˈlɛktʃoəl ˈɪnsaɪt]	理智病識感
no insight [noˈɪnsaɪt]	缺乏病識感
partial insight [ˈparʃəl ˈɪnsaɪt]	部分病識感
ture insight [tru ˈɪnsaɪt]	真實病識感

十、其他症狀與徵象

字　彙	中　譯
addiction* [əˈdɪkʃən]	成癮
drug addiction* 　[drʌg əˈdɪkʃən]	藥物成癮
alienation [ˌeliəˈneʃən]	精神錯亂
character disorder [ˈkærəktə dɪsˈɔrdə]	性格違常
eating disorder [ˈitɪŋ dɪsˈɔrdə]	飲食障礙
extrapyramidal syndrome, EPS [ˌɛkstrəpəˈræmədḷ ˈsɪndrom]	錐體外徑症候群
acute akathisia 　[əˈkjut ˌækəˈθiʒə]	急性靜坐不能
acute dystonia 　[əˈkjut dɪsˈtoniə]	急性肌肉張力異常； 急性不自主運動
tardive dyskinesia, TD 　[ˈtardɪv dɪsˈkiniʒə]	遲發性運動困難
neuroleptic induced Parkinsonism syndrome [ˌnjurəˈlɛptɪk ɪnˈdʒust ˈparkɪnsənɪzṃ ˈsɪndrom]	抗精神病藥引起的巴金 森氏症候群
fixation [fɪkˈseʃən]	固定現象；病態摯愛
gender identity [ˈdʒɛndə aɪˈdɛntətɪ]	性別認同

字　彙	中　譯
hypochondria [ˌhaɪpəˈkandrɪə]	疑病
multiple personality [ˈmʌltɪpl ˌpɜzṇˈæləti]	多重人格
negative symptom [ˈnɛgətɪv ˈsɪmptəm]	負向病徵
neuroleptic malignant syndrome, NMS [ˌnjurəˈlɛptɪk məˈlignənt ˈsɪndrom]	抗精神病藥惡性症候群
resistance★ [rɪˈzɪstəns]	阻抗
retardation [ˌritarˈdeʃən]	遲滯
sleep disturbance [slip dɪsˈtɜbəns]	睡眠障礙
stereotype [ˈstɛrɪəˌtaɪp]	無意義重覆言行
suicidal ideation [ˌsuəˈsaɪdl ˌaɪdɪˈeʃən]	自殺意念
suicidal attempt [ˌsuəˈsaɪdl əˈtɛmpt]	自殺企圖
tonic convulsion [ˈtanɪk kənˈvʌlʃən]	強直型痙攣
withdrawal reflex [wɪðˈdrɔəl ˈriflɛks]	退縮反應

6-2 常見診斷

MEDICAL TERMINOLOGY

字　彙	中　譯
abuse★ [əˈbjus]	濫用
alcoholism [ˈælkəhɔlɪzṃ]	酒癮
drug abuse [drʌg əˈbjus]	藥物濫用

字　彙	中　譯
substance abuse [ˈsʌbstəns əˈbjus]	物質濫用
acrophobia [ˌækrəˈfobɪə]	懼高症
alexia [əˈlɛksɪə]	失讀症
Alzheimer's disease★ [ˈɔltsˌhaɪməz dɪˈziz]	阿茲海默氏症
anorexia★ [ˌænəˈrɛksɪə]	厭食症
antisocial personality disorder [ˌæntɪˈsoʃəl ˌpəsnˈælətɪ dɪsˈɔrdə]	反社會型人格障礙
anxiety disorder [æŋˈzaɪətɪ dɪsˈɔrdə]	焦慮症
bipolar disorder [baɪˈpolə dɪsˈɔrdə]	雙相情緒障礙症
delusional disorder [dɪˈljuʒənəl dɪsˈɔrdə]	幻想性疾患妄想症
dissociative disorder [dɪˈsoʃɪˌetɪv dɪsˈɔrdə]	解離症
exhibitionism [ˌɛksəˈbɪʃənɪzm̩]	暴露症
fetishism [ˈfɛtɪʃɪzm̩]	戀物症
major depressive disorder [ˈmedʒə dɪˈprɛsɪv dɪsˈɔrdə]	重鬱症
mania [ˈmenɪə]	躁症
manic depressive psychosis, MDP [ˈmenɪk dɪprɛsɪv saɪˈkosɪs]	躁鬱症
masochism [ˈmæzəkɪzm]	受虐狂
melancholia [ˌmɛlənˈkolɪə]	內生性憂鬱症
mood disorder [mud dɪsˈɔrdə]	情感性疾患

字　彙	中　譯
narcissism [ˈnɑrsəsɪzm̩]	自戀
non-organic psychosis [nɑn ɔrˈgænɪk saɪˈkosɪs]	非器質性精神病
obsessive compulsive neurosis [əbˈsɛsɪv kəmˈpʌlsɪv njuˈrosɪs]	強迫性精神官能症
obsessive-compulsive disorder, OCD★ [əbˈsɛsɪv kəmˈpʌlsɪv dɪsˈɔrdə]	強迫症
organic brain syndrome [ɔrˈgænɪk bren ˈsɪndrom]	器質性腦症候群
paranoia [ˌpærəˈnɔɪɑ]	妄想症
pedophilia [ˌpɛdəˈfɪlɪə]	戀童症
personality disorder [ˌpɜsn̩ˈælətɪ dɪsˈɔrdə]	人格疾患
pica [ˈpaɪkə]	異食症
posttraumatic stress disorder, PTSD★ [ˌpostrɔˈmætɪk strɛs dɪsˈɔrdə]	創傷後壓力症
psychosomatic disease [ˌsaɪkəsoˈmætɪk dɪˈziz]	心身症
conversion disorder 　[kənˈvɜʒən dɪsˈɔrdə]	轉化症
somatization disorder 　[ˌsomətɪˈzeʃən dɪsˈɔrdə]	身體化症
schizophrenia [ˌskɪzəˈfrɪnɪə]	思覺失調症
senile dementia [ˈsinaɪl dɪˈmɛnʃɪə]	老年失智
sundowning syndrome [ˈsʌnˌdaʊnɪŋ ˈsɪndrom]	日落症候群
withdrawal symptoms★ [wɪðˈdrɔəl ˈsɪmptəmz]	戒斷症候群

6-3 臨床檢查及檢驗

字　彙	中　譯
abstract thinking [ˈæbstrækt ˈθɪŋkɪŋ]	抽象思考力
aptitude test [ˈæptəˌtjud tɛst]	性向測驗
Bender visual-motor gestalt test [ˈbɛndə ˈvɪʒuəl ˈmotə gəʃˈtalt tɛst]	班達視動測驗
intelligence quotient, IQ [ɪnˈtɛlədʒəns ˈkwoʃənt]	智力商數
mini mental status evaluation, MMSE★ [ˈmɪnɪ ˈmɛntl ˈstetəs ɪˌvæljuˈeʃən]	簡易心智狀態評估
Minnesota multiphasic personality inventory, MMPI [ˌmɪnɪˈsotə ˈmʌltɪˌfesɪk ˌpɜsn̩ˈælɪtɪ ˈɪnvənˌtorɪ]	明尼蘇達多項人格量表
orientation (test) [ˌorɪɛnˈteʃən]	定向力（測驗）
projective test [prəˈdʒɛtɪv tɛst]	投射性測驗
Rorschach test [ˈrɔrʃak tɛst]	羅夏客測驗
psychoanalysis [ˌsaɪkoəˈnæləsɪs]	精神分析
psychological test [ˌsaɪkəˈladʒɪkl̩ tɛst]	心理測驗
Wechsler adult intelligence scale [ˈwɛkslə əˈdʌlt ɪnˈtɛlədʒəns skel]	魏氏成人智商量表

6-4 常見治療及處置

MEDICAL TERMINOLOGY

一、肌體治療

字　彙	中　譯
abstinence [ˈæbstənəns]	戒除
antidepressant [ˌæntɪdɪˈprɛsənt]	抗鬱劑
electroconvulsive therapy, ECT [ɪˌlɛktrəkənˈvʌlsɪv ˈθɛrəpɪ]	電氣痙攣療法
lithium therapy [ˈlɪθɪəm ˈθɛrəpɪ]	鋰鹽治療
mood-stabilizer [mud ˌstebɪlaɪˈzə]	情緒穩定劑
placebo★ [pləˈsibo]	安慰劑
rapid neuroleption, RN [ˈræpɪd ˌnjurəˈlɛpʃən]	快速鎮靜療法
sedative; tranquilizer [ˈsɛdətɪv]; [ˈtræŋkwɪˌlaɪzə]	鎮靜劑；鎮定劑
somatic therapy [soˈmætɪk ˈθɛrəpɪ]	肌體治療

二、心理治療

字　彙	中　譯
family therapy★ [ˈfæməlɪ ˈθɛrəpɪ]	家族治療
group psychotherapy [grup saɪkəˈθɛrəpɪ]	團體心理治療
hypnosis [hɪpˈnosɪs]	催眠
negative reinforcement [ˈnɛgətɪv riɪnˈforsmənt]	負向增強法

字　彙	中　譯
pastoral counseling [ˈpæstərəl ˈkaʊnsļɪŋ]	神職協談
psychodrama [ˌsaɪkoˈdramə]	心理戲劇
psychotherapy [ˌsaɪkoˈθɛrəpɪ]	心理治療
psychoanalysis therapy [ˌsaɪkoəˈnæləsɪs ˈθɛrəpɪ]	心理分析治療法
reciprocal inhibition and desensitization [rɪˈsɪprəkəl ˌɪnhɪˈbɪʃən ænd dɪˌsɛnsɪtɪˈzeʃən]	相對抑制法和去敏感法
role play [rol ple]	角色扮演
self-awareness [sɛlf əˈwɛrnɪs]	自我了解

三、其他相關字彙

字　彙	中　譯
conditioning [kənˈdɪʃənɪŋ]	制約法
confrontation [ˌkanfrənˈteʃən]	面質
empathy [ˈɛmpəθɪ]	同理心
occupational therapy, OT★ [akjəˈpeʃən] ˈθɛrəpɪ]	職能治療
play therapy [ple ˈθɛrəpɪ]	遊戲治療
restraint [rɪˈstrent]	約束
therapeutic relationship [ˌθɛrəˈpjutɪk rɪˌleʃənˈʃɪp]	治療性人際關係

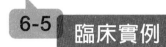

MEDICAL TERMINOLOGY

Admission Note

Chief complaint

The patient has had labile mood, poor impulse control, aggressive behavior, self-talking, auditory hallucination for two to three weeks.

Present illness

Since sixteen years old, the patient began to have silly presentations, unstable emotion, irritable mood, poor impulsive control, paranoid, impaired reality, delusion of persecution, religious delusion, auditory hallucination, self-talking, sleep disturbance, and was easily distracted. At that time she didn't believe others and kept distance from her classmates. She stayed alone in her bedroom most of the time and sometimes became agitated by her families. Her family took her to the hospital for treatment, but she didn't regularly take the medications. She was still suspicious on families and had several episodes of outside wandering. She spent most of her time at the hospital thereafter.

Past and personal history

1. No diabetes mellitus, hypertension, or other systemic disease.

2. No seizure attack history.

3. No major head trauma.

4. No allergy history.

5. No smoking, alcohol drinking, betel nut chewing, drug abuse.

6. Operation history: Intestine rupture repaired.

7. Birth and development: Smooth.

Family history

No significant family history.

Mental examination

1. Conscious: Clear.

2. General appearance: Neat.

3. Affect: Elated mood.

4. Attention: Distractibility.

5. Attitude: Eye-scanning.

6. Speech: Hyper-talkative, irrelevant, loosing of association.

7. Behavior: Self-talking, self-laughing, bizarre behavior.

8. Thought: Religious delusion, delusion of persecution and reference.

9. Perception: Auditory hallucination.

10. Judgment, orientation, memory, abstraction and calculation(JOMAC): Undetectable.

11. Insight: Absent.

12. Impression: Schizophrenia, paranoid type.

腦力激盪 | EXERCISE

一、配合題

請選出正確的中譯答案。

( )　1.　delusion

( )　2.　antisocial personality disorder

( )　3.　withdrawal symptoms

( )　4.　aggression

( )　5.　confrontation

( )　6.　negativism

( )　7.　exhibitionism

( )　8.　incoherence

( )　9.　placebo

( )　10.　delirium

A.　攻擊行為

B.　說話不連貫；語無倫次

C.　妄想

D.　違抗及阻抗

E.　譫妄

F.　暴露症

G.　安慰劑

H.　戒斷症候群

I.　面質

J.　反社會型人格障礙

二、英譯題

請寫出下列中文的英譯。

1.　妄想症＿＿＿＿＿＿＿＿＿

2.　性格違常 ＿＿＿＿＿＿＿＿

3.　焦慮＿＿＿＿＿＿＿＿＿＿

4.　約束＿＿＿＿＿＿＿＿＿＿

5.　躁症＿＿＿＿＿＿＿＿＿＿

6.　思覺失調症 ＿＿＿＿＿＿＿

7.　解離症 ＿＿＿＿＿＿＿＿＿

8.　心身症 ＿＿＿＿＿＿＿＿＿

9.　操縱或操控行為＿＿＿＿＿

10.　幻覺 ＿＿＿＿＿＿＿＿＿＿

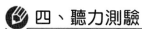 三、填充題

請依原文解釋寫出正確的字彙。

1. Lack of appetite.   a_____

2. Head pain.   c_____

3. The fear of heights.   a_____

4. The medical condition where patients suffer   m_____
    severely elevated moods at all times.

5. Alcohol dependence.   a_____

四、聽力測驗   掃描朗讀音檔

（聆聽「朗讀音檔」中的單字，並寫下答案）

1. d _____   6. d_____

2. m _____   7. e_____

3. a _____   8. h_____

4. d _____   9. d_____;_____

5. p _____   10. e_____

MEDICAL TERMINOLOGY

※ 配合題

1.(C)　　2.(J)　　3.(H)　　4.(A)　　5.(I)　　6.(D)　　7.(F)　　8.(B)　　9.(G)　　10.(E)

※ 英譯題

1. paranoia

2. character disorder

3. anxiety

4. restraint

5. mania

6. schizophrenia

7. dissociative disorder

8. psychosomatic disease

9. manipulative behavior

10. hallucination

※ 填充題

1. anorexia

2. cephalalgia

3. acrophobia

4. mania

5. alcoholism

※ 聽力測驗

1. delirium

2. mannerism

3. anxiety

4. depression

5. panic

6. delusion

7. echolalia

8. hallucination

9. dementia

10. eating disorder

CHAPTER 7

其他專科
常見用語

7-1　皮膚科

7-2　眼　科

7-3　耳　科

7-4　鼻　科

7-5　喉　科

7-6　臨床實例

掃描

播放朗讀音檔

MEDICAL
TERMINOLOGY

編著｜林鳳映

修訂｜王采芷、黃盈禎、王守玉

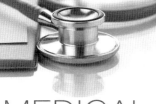

MEDICAL TERMINOLOGY

7-1 皮膚科

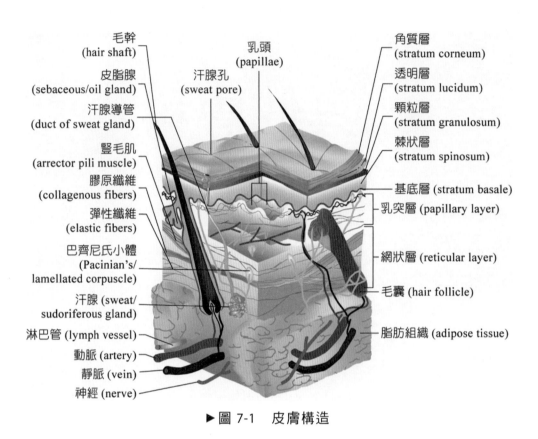

毛幹
(hair shaft)

皮脂腺
(sebaceous/oil gland)

汗腺導管
(duct of sweat gland)

豎毛肌
(arrector pili muscle)

膠原纖維
(collagenous fibers)

彈性纖維
(elastic fibers)

巴齊尼氏小體
(Pacinian's/
lamellated corpuscle)

汗腺 (sweat/
sudoriferous gland)

淋巴管 (lymph vessel)

動脈 (artery)

靜脈 (vein)

神經 (nerve)

乳頭
(papillae)

汗腺孔
(sweat pore)

角質層
(stratum corneum)

透明層
(stratum lucidum)

顆粒層
(stratum granulosum)

棘狀層
(stratum spinosum)

基底層 (stratum basale)

乳突層 (papillary layer)

網狀層 (reticular layer)

毛囊 (hair follicle)

脂肪組織 (adipose tissue)

▶ 圖 7-1 皮膚構造

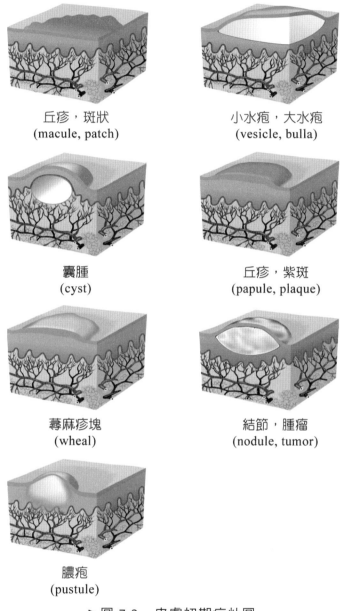

丘疹，斑狀
(macule, patch)

小水疱，大水疱
(vesicle, bulla)

囊腫
(cyst)

丘疹，紫斑
(papule, plaque)

蕁麻疹塊
(wheal)

結節，腫瘤
(nodule, tumor)

膿疱
(pustule)

▶圖 7-2　皮膚初期病灶圖

一、症狀及徵象

字　彙	中　譯
bulla [ˈbʊlə]	大水疱（直徑>2cm）
crust [krʌst]	痂皮
cyst [sɪst]	囊腫
nodule★ [ˈnɑʤul]	結節
macule [ˈmækjulə]	斑
papule [ˈpæpjul]	丘疹
patch [pætʃ]	斑狀
plaque [plæk]	紫斑
pustule [ˈpʌstʃul]	膿疱
tumor [ˈtjumɚ]	腫瘤；腫塊
scale [skel]	鱗屑
ulcer★ [ˈʌlsɚ]	潰瘍
vesicle [ˈvɛsɪkl̩]	小水疱（直徑 0.5~2cm）
wheal [hwil]	風疹；蕁麻疹塊

二、常見診斷

字　彙	中　譯
acne★ [ˈækni]	痤瘡；青春痘
atopic dermatitis [əˈtɑpɪk ˌdɝməˈtaɪtɪs]	異位性皮膚炎

字　彙	中　譯
basal cell carcinoma [ˈbesḷ sɛl ˌkɑrsɪˈnomə]	基底細胞癌
burn [bɜn]	燒傷
cellulitis★ [ˌsɛljuˈlaɪtɪs]	蜂窩組織炎
contact dermatitis [ˈkɑntækt ˌdɜməˈtaɪtɪs]	接觸性皮膚炎
decubitus ulcer [dɪˈkjubətəs ˈʌlsə]	褥瘡
eczema [ˈɛksɪmə]	濕疹
folliculitis [fəˌlikjəˈlaɪtɪs]	毛囊炎
herpes [ˈhɜpiz]	疱疹
herpes simplex [ˈhɜpiz ˈsɪmplɛks]	單純疱疹
herpes zoster [ˈhɜpiz ˈzɑstə]	帶狀疱疹
psoriasis [səˈraɪəsɪs]	牛皮癬
seborrheic dermatitis [ˌsɛbˈrik ˌdɜməˈtaɪtɪs]	脂漏性皮膚炎
tinea [ˈtɪnɪə]	癬
urticaria [ˌɜtɪˈkɛrɪə]	蕁麻疹
wart [wɔrt]	疣

三、臨床檢查及檢驗

字　彙	中　譯
frozen section [ˈfrozn ˈsɛkʃən]	冷凍切片

字　彙	中　譯
immunofluorescence test, IF test [ˌɪmjənoˈfluəˈrɛsəns tɛst]	免疫螢光試驗
patch testing [pætʃ ˈtɛstɪŋ]	皮膚貼布接觸試驗
scrap [skræp]	刮除
sensitivity test [ˌsɛnsəˈtɪvətɪ tɛst]	敏感試驗
skin turgor [skɪn ˈtɜgə]	保濕程度
symmetry [ˈsɪmɪtrɪ]	對稱性

四、常見治療

字　彙	中　譯
debridement★ [dɪˈbrɪdmənt]	清創術；擴創術
cold wet dressing [kold wɛt ˈdrɛsɪŋ]	濕冷敷
cryotherapy [ˌkraɪoˈθɛrəpɪ]	冷凍療法
curettage [ˌkjuˈrətɑʒ]	刮除術
dermabrasion [ˌdɜməˈbreʒən]	皮膚整平術；磨皮
immersion hydrotherapy [ɪˈmɜʃen ˌhaɪdrəˈθɛrəpɪ]	浸泡水療
laser therapy★ [ˈlezə ˈθɛrəpɪ]	雷射治療
phototherapy [ˌfotəˈθɛrəpɪ]	光物理療法；光線療法
skin graft [skɪn græft]	植皮
tar [tɑr]	焦油（角質溶解）

腦力激盪 | EXERCISE

一、簡要病歷閱讀練習

1. **Chief complaint:** Skin pruritic for three days.

2. **Present illness:** This 54-year-old male felt skin pruritic for three days. He has Koebner's phenomena, auspitz phenomena, nail atrophy and pruritics. He visited our OPD for further management.

3. **Diagnosis:** Psoriasis.

4. **Management and plan:** Coal tar (topical medision), photo chemotherapy (PUVA).

二、配合題

請選出正確的中譯答案。

( )　　1. curettage　　　　　　　　　A. 蕁麻疹

( )　　2. immunofluorescence test　B. 燒傷

( )　　3. scrap　　　　　　　　　　　C. 小水疱

( )　　4. ulcers　　　　　　　　　　　D. 接觸性皮膚炎

( )　　5. herpes simplex　　　　　　E. 搔刮術

( )　　6. urticaria　　　　　　　　　F. 單純疱疹

( )　　7. patch tesiting　　　　　　　G. 刮除

( )　　8. burn　　　　　　　　　　　H. 免疫螢光試驗

( )　　9. contact dermatitis　　　　　I. 潰瘍

( )　　10. vesicle　　　　　　　　　　J. 皮膚貼布接觸試驗

🖐 三、英譯題

請寫出下列中文的英譯。

1. 帶狀疱疹 _____

2. 斑 _____

3. 痤瘡 _____

4. 膿疱 _____

5. 皮脂漏皮膚炎 _____

6. 清創術 _____

7. 痂皮 _____

8. 濕疹 _____

9. 囊腫 _____

10. 蜂窩組織炎 _____

🖐 四、填充題

請依原文解釋寫出正確的字彙。

1. A chronic immune-mediated disease that appears on the skin.　　p_____

2. An infection of the skin and underlying tissues.　　c_____

3. A kind of skin rash notable for pale red, raised, itchy bumps.　　u_____

4. An inflammatory, chronically relapsing, non-contagious and pruritic skin disorder.　　a_____ d_____

5. An infection that is caused by a herpes simplex virus (HSV).　　h_____ s_____

五、聽力測驗

掃描朗讀音檔

（聆聽「朗讀音檔」中的單字，並寫下答案）

1. n _____
2. p _____
3. w _____
4. a _____
5. c _____

6. d _____
7. h _____
8. u _____
9. p _____; _____
10. i _____

※配合題

1.(E)　　2.(H)　　3.(G)　　4.(I)　　5.(F)　　6.(A)　　7.(J)　　8.(B)　　9.(D)　　10.(C)

※英譯題

1. herpes zoster

2. macule

3. acne

4. pustule

5. seborrheic dermatitis

6. bebridement

7. crusts

8. eczema

9. cyst

10. cellulitis

※填充題

1. psoriasis

2. cellulitis

3. urticaria

4. atopic dermatitis

5. herpes simplex

※聽力測驗

1. nodule

2. plaque

3. wheal

4. atopic dermatitis

5. cellulitis

6. decubitus ulcer

7. herpes

8. urticaria

9. patch testing

10. immersion hydrotherapy

7-2 眼 科

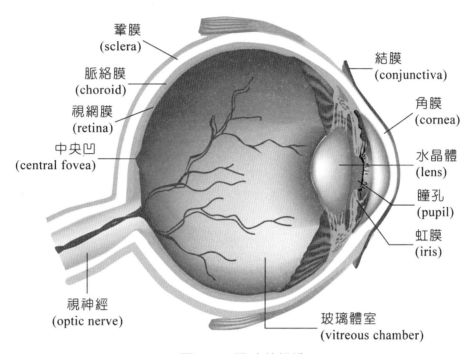

鞏膜
(sclera)

脈絡膜
(choroid)

視網膜
(retina)

中央凹
(central fovea)

結膜
(conjunctiva)

角膜
(cornea)

水晶體
(lens)

瞳孔
(pupil)

虹膜
(iris)

視神經
(optic nerve)

玻璃體室
(vitreous chamber)

▶ 圖 7-3　眼睛的構造

一、症狀及徵象

字　彙	中　譯
ablepsia; blindness [əˋblɛpʒə]; [ˋblaɪndnɪs]	失明
anisoscoria [ænˏaɪsoˋkorɪə]	二側瞳孔大小不等
aphakia [əˋfekɪə]	無晶狀體
blepharoptosis [blɛfərəˋtosɪs]	眼瞼下垂
conjugate ocular movement [ˋkandʒəˏget ˋakjələ ˋmuvmənt]	共軛性眼球運動
dacryorrhea [dækrɪəˋrɪə]	淚溢

字　彙	中　譯
ectropion [ɛkˊtropɪən]	眼瞼外翻
entropion [ɛnˊtropɪən]	眼瞼內翻
glare [glɛr]	眩光
halo vision; rainbow halos [ˊhelo ˊvɪʒən]; [ˊren‚bo ˊhelos]	看見光暈；彩虹光暈
hemianopias [‚hɛmɪənˊapɪəs]	偏盲
iridescent vision [ɪrɪˊdɛsənt ˊvɪʒən]	虹輪視覺
miosis [maɪˊosɪs]	縮瞳
mydriasis [mɪˊdraɪəsɪs]	散瞳
nystagmus [nɪsˊtægməs]	眼球震顫
ocular deviation [ˊakjələ‚ ‚divɪˊeʃən]	眼球偏斜
photophobia [‚fotəˊfobɪə]	畏光
proptosis [prapˊtosɪs]	眼球向前突出
pupil dilation [ˊpjupl daɪˊleʃən]	瞳孔放大
trichiasis [trɪˊkaɪəsɪs]	倒睫毛

二、常見診斷

字　彙	中　譯
achromatopsia [ə‚kroməˊtapsɪə]	色盲
amblyopia [‚æmblɪˊopɪə]	弱視

字　彙	中　譯
astigmatism, AST [əˈstɪŋməˌtɪzm]	亂視；散光
blepharitis [ˌblɛfəˈraɪtɪs]	眼瞼發炎
cataract [ˈkætəˌrækt]	白內障
senile cataract 　[ˈsinaɪl ˈkætəˌrækt]	老年性白內障
traumatic cataract 　[trɔˈmætɪk ˈkætəˌrækt]	外傷性白內障
chalazion [kəˈlezɪən]	霰粒腫
conjunctivitis [kənˌʤʌŋktəˈvaɪtɪs]	結膜炎
corneal abrasion [ˈkɔrnɪəl əˈbreʒən]	角膜擦傷
corneal ulcer [ˈkɔrnɪəl ˈʌlsɜ]	角膜潰瘍
cycloplegia [ˌsaɪkləˈpliʤɪə]	睫狀肌麻痺
diplopia [dɪˈplopɪə]	複視
glaucoma★ [glɔˈkomə]	青光眼
congenital glaucoma 　[kənˈʤɛnətl̩ glɔˈkomə]	先天性青光眼
primary close angle glaucoma, PCAG 　[ˈpraɪˌmɛrɪ kloz ˈæŋgl̩ glɔˈkomə]	原發性隅角閉鎖性青光眼
primary open angle glauloma, POAG 　[ˈpraɪˌmɛrɪ ˈopən ˈæŋgl̩ glɔˈkomə]	原發性隅角開放性青光眼
seconary glaucoma 　[ˈsɛkənˌdɛrɪ glɔˈkomə]	續發性青光眼
hordeolum; sty [hɔrˈdɪələm]; [staɪ]	麥粒腫；針眼
hyperopia [ˌhaɪpəˈopɪə]	遠視

字　彙	中　譯
iritis [aɪˈraɪtɪs]	虹膜炎
keratitis; corneitis [ˌkɛrəˈtaɪtɪs]; [ˌkɔrnɪˈaɪtɪs]	角膜炎
macular degeneration [ˈmækjulə dɪˌdʒɛnəˈreʃən]	黃斑變性
age-related macular degeneration, ARMD [edʒ rɪˈletɪd ˈmækjəlɚ dɪˈdʒɛnəˈreʃən]	老人黃斑變性
muscae volitantes [ˌmʌskɪ ˌvalɪˈtæntiz]	飛蚊症
myopia [maɪˈopɪə]	近視
nyctalopia [ˌnɪktəˈlopɪə]	夜盲症
presbyopia [ˌprɛzbɪˈopɪə]	老花眼
refracted disorder [rɪˈfrækt dɪsˈɔrdɚ]	屈光異常
retinal detachment, RD★ [ˈrɛtɪnəl dɪˈtætʃmənt]	視網膜剝離
retinopathy [ˌrɛtɪˈnapəθɪ]	視網膜病變
scleritis [sklɪˈraɪtɪs]	鞏膜炎
strabismus [strəˈbɪzməs]	斜視
esotropia [ˌɛsəˈtropɪə]	內斜視
exotropia [ˌɛksəˈtropɪə]	外斜視
trachoma [trəˈkomə]	砂眼
uveitis [ˌjuvɪˈaɪtɪs]	葡萄膜炎
xerosis; xerophthalmia [zɪˈrosɪs]; [ˌzɪrəfˈθælmɪə]	乾眼

三、臨床檢查及檢驗

字　彙	中　譯
anomaloscopy; color vision test [əˈnamələ͵skəpɪ]; [ˈkʌlə ˈvɪʒən tɛst]	色盲檢測
astigmometry [͵æstɪɡˈmamətrɪ]	散光測試
automated refractor [ˈɔtometɪd rɪˈfræktə]	自動驗光機
computer optometry [kəmˈpjutə apˈtamətrɪ]	電腦驗眼法
confrontation test [͵kanfrʌnˈteʃən tɛst]	視野測試
diopter [daɪˈaptə]	屈光度
electroretinography [ɪ͵lɛktro͵rɛtəˈnagrəfɪ]	視網膜電圖檢查
exophthalmometry [͵ɛksafθəlˈmamətrɪ]	眼球凸出度測量
fluorescein fundus angiography, FAG [͵fluəˈrɛsiɪn ˈfʌndəs ænʤɪˈagrəfɪ]	螢光素眼底動脈血管攝影術
fundus photography [ˈfʌndəs fəˈtagrəfɪ]	眼底攝影術
funduscopy; ophthalmoscopy [fʌnˈdəskəpɪ]; [͵afθælmaskəpɪ]	眼底鏡檢查
gonioscopy [͵ɡonɪˈaskəpɪ]	隅角鏡檢查
intraocular pressure examination; tonometry, IOP [͵ɪntrəˈakjələ ˈprɛʃə ɪɡ͵zæməˈneʃən]; [təˈnamətrɪ]	眼內壓測定
ishihara chart [ɪʃɪˈhara tʃart]	色盲測試冊
perimetry; visual field examination, VF [pəˈrɪmətrɪ]; [ˈvɪŋuəl fild ɪɡ͵zæməˈneʃən]	視野檢查
refractive examination [rɪˈfræktɪv ɪɡ͵zæməˈneʃən]	屈光檢查
slit lamp examination [ˈslɪt lamp ɪɡ͵zæməˈneʃən]	裂隙燈檢查
visual acuity examination, VA★ [ˈvɪʒuəl əˈkjuətɪ ɪɡ͵zæməˈneʃən]	視力檢查

四、常見治療

字 彙	中 譯
artificial tears [ˈɑrtɪˌfɪʃəl tɪrz]	人工淚水
cycloplegic [ˌsaɪkləˈplidʒɪk]	睫狀肌麻痺劑
miotics [maɪˈɑtɪkz]	縮瞳劑
mydriatics [ˌmɪdrɪˈætɪkz]	擴瞳劑
argon laser [ˈɑrgɑn ˈlezɚ]	氬雷射
cataract extration★ [ˈkætəˌrækt ɪkˈstrækʃən]	白內障摘除術
extracapsular cataract extration, ECCE [ˌɛkstrəˈkæpsələ ˈkætəˌrækt ɪkˈstrækʃən]	囊外白內障摘除術
intracapsular cataract extraton, ICCE [ɪntrəˈkæpsələ ˈkætəˌrækt ɪkˈstrækʃən]	囊內白內障摘除術
cauterization of corneal ulcer [ˌkɔtəraɪˈzeʃən əv ˈkɔrnɪəl ˈʌlsɚ]	角膜潰瘍燒灼術
circling procedure [ˈsɝklɪŋ prəˈsidʒɚ]	環狀手術
cornea transplantation [ˈkɔrnɪə ˌtrænsplænˈteʃən]	角膜移植
cyclocryotherapy [ˌsaɪkləˌkraɪoˈθɛrəpɪ]	睫狀體冷凍療法
enucleation of eyeball [ɪˌnjuklɪˈeʃən əvˈaɪˌbɔl]	眼球摘除術
epilation [ɛpəˈleʃən]	拔除倒睫毛
frontalis sling [frʌnˈtælɪs slɪŋ]	眼瞼下垂額肌懸吊術
incision and curettage, I&C [ɪnˈsɪʒən ænd kjuˈrɛtɪdʒ]	切開引流
intraocular lens implantation, IOL implant [ˌɪntrəˈɑkjələ lɛnz ˌɪmplænˈteʃən]	人工晶狀體植入術

字　彙	中　譯
iridectomy [ˌɪrəˈdɛktəmɪ]	虹膜切除術
keratoplasty [ˈkɛrətəˌplæstɪ]	角膜成形術
automated lamellar refractive keratoplasty, ALK [ˈɔtometɪd ləˈmɛlə rɪˈfræktɪv ˈkɛrətoˌplæstɪ]	自動角膜層狀重塑術
lamellar refractive keratoplasty, LK [ləˈmɛlə rɪˈfræktɪv ˈkɛrətoˌplæstɪ]	層狀角膜成形術
penetrating keratoplasty, PK [ˈpɛnəˌtretɪŋ ˈkɛrətəˌplæstɪ]	穿透式角膜成形術
keratotomy [ˈkɛrəˈtatəmɪ]	角膜切開術
arcuate keratotomy, AK [ˈarkjuɪt ˌkɛrəˈtatəmɪ]	弧狀角膜切開術
radial keratotomy, RK [ˈredɪəl ˌkɛrəˈtatəmɪ]	放射狀角膜切開術
laser photocoagulation [ˈlezə ˌfotəkəˌægjuˈleʃən]	雷射光凝固法
laser trabculoplasty, LTP [ˈlezə trəˈbɛkjuləˌplæstɪ]	雷射小樑網成形術
lentectomy [ˌlɛnˈtɛktəmɪ]	晶狀體切除術
orthokeratology [ˌɔrθəˌkɛrəˈtalədʒɪ]	角膜矯正術
phacoemulsifieaion [ˌfækəɪˌmʌlsɪfɪˈkeʃən]	晶狀體乳化術 （ECCE 前步驟）
pneumatic retinopexy [njuˈmætɪk ˈrɛtənəˌpɛksɪ]	氣體視網膜固定術
scleral buckling [ˈsklirəl ˈbʌklɪŋ]	鞏膜扣帶術
vitrectomy [vɪˈtrɛktəmɪ]	玻璃體切除術

五、相關字彙

字　彙	中　譯
artificial eye [ˌɑrtəˈfɪʃəl aɪ]	假（義）眼
contact lenses [ˈkantækt lɛns]	隱形眼鏡

腦力激盪 | EXERCISE

 一、簡要病歷閱讀練習

1. **Chief complaint:** Suddenly pain in both eyes and headache for one week.

2. **Present illness:** This 70-year-old male suddenly had pain in both eyes and headache for one week. He visited our OPD for examination. The I.O.P. was 28 mmHg. The funduscopy and gonioscopy show imbalance between queous humor production and drainage.

3. **Diagnosis:** Primary closed angle graucoma.

4. **Management plans:**
   (1) Laser treatmet.
   (2) Goniopuncture.
   (3) Goniotomy.
   (4) Mannitol 1 drop O.U. BID.
   (5) Diamox 1# PO QD.

二、配合題

請選出正確的中譯答案。

( )　1. nystagmus
( )　2. photophobia
( )　3. tricliasis
( )　4. hordeolum
( )　5. cataract extration
( )　6. corneal abrasion
( )　7. perimetry

A. 針眼
B. 角膜擦傷
C. 視野測試
D. 淚溢
E. 玻璃體切除術
F. 眼球震顫
G. 晶狀體乳化術

( )　　8.　vitrectomy　　　　　　　H.　白內障摘除術

( )　　9.　phacoemulsification　　　I.　畏光

( )　　10.　dacryorrhea　　　　　　　J.　倒睫毛

三、英譯題

請寫出下列中文的英譯。

1.　斜視 _____

2.　近視 _____

3.　飛蚊症 _____

4.　老花眼 _____

5.　二側瞳孔大小不等 _____

6.　擴瞳劑 _____

7.　夜盲症 _____

8.　遠視 _____

9.　角膜炎 _____

10.　視網膜剝離 _____

四、填充題

請依原文解釋寫出正確的字彙。

1.　A disorder of the eye in which the retina peels away from its underlying layer of support tissue.　　r_____　d_____

2.　A refractive defect of the eye in which collimated light produces image focus in front of the retina when accommodation is relaxed.　　m_____

3.　Abnormally positioned eyelashes that grow back toward the eye.　　t_____

4.　A symptom of abnormal intolerance to visual perception of light.　　p_____

5.　A clouding that develops in the crystalline lens of the eye.　　c_____

五、聽力測驗　　　　　　　　　　　掃描朗讀音檔

（聆聽「朗讀音檔」中的單字，並寫下答案）

1.　h _____

2.　n _____

3.　p _____

4.　a _____

5.　c _____

6.　g _____

7.　m _____

8.　r _____

9.　c_____；_____

10.　c_____

MEDICAL TERMINOLOGY

※ 配合題

1.(F) 2.(I) 3.(J) 4.(A) 5.(H) 6.(B) 7.(C) 8.(E) 9.(G) 10.(D)

※ 英譯題

1. strabismus

2. myopia

3. muscae volitantes

4. presbyopia

5. anisoscoria

6. mydriaties

7. nyctalopia

8. hyperopia

9. keratitis, corneitis

10. retinal detachment

※ 填充題

1. retinal detachment

2. myopia

3. trichiasis

4. photophobia

5. cataract

※ 聽力測驗

1. hemianopias

2. nystagmus

3. pupil dilation

4. achromatopsia

5. cataract

6. glaucoma

7. muscae volitantes

8. refractive examination

9. cycloplegic

10. cornea transplantation

7-3 耳 科

MEDICAL TERMINOLOGY

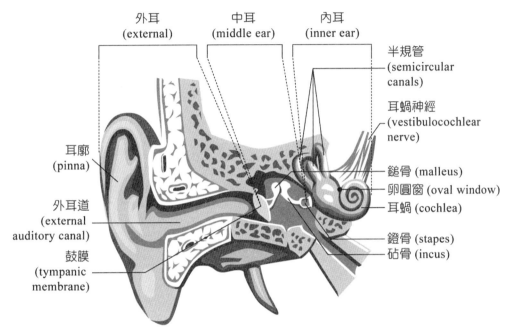

▶ 圖 7-4　耳朵的構造

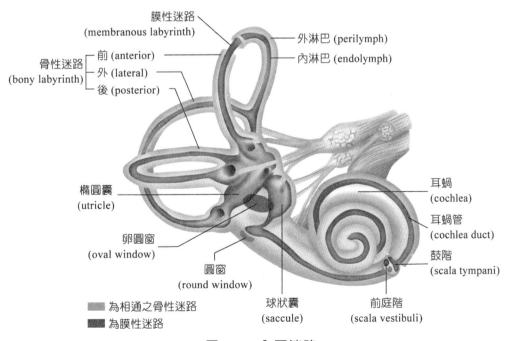

▶ 圖 7-5　內耳迷路

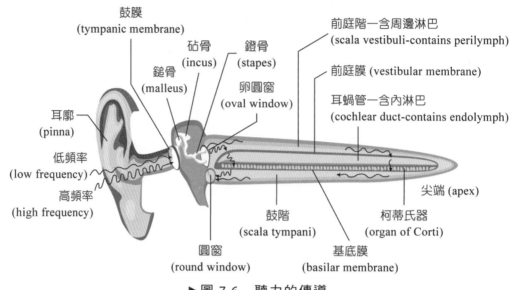

▶ 圖 7-6　聽力的傳導

一、症狀及徵象

字　彙	中　譯
cerumen [sə′rumən]	耳垢
purulent [′pjurələnt]	化膿型
sanguineous [sæŋ′gwɪnɪəs]	含血
serosanguineous [ˌsɪrəsæŋ′gwɪnɪəs]	漿液與血混合型
serous [′sɪrəs]	漿液型
dizziness★ [′dɪzənɪs]	暈眩
otalgia [o′tældʒɪə]	耳痛
otolith [′otəlɪθ]	耳石
otorrhea [ˌotə′rɪə]	耳漏

字　彙	中　譯
tinnitus [tɪˈnaɪtəs]	耳鳴
vertigo★ [ˈvɜtɪgo]	眩暈

二、常見診斷

字　彙	中　譯
acoustic neuroma [əˈkustɪk njuˈromə]	聽神經瘤
auditory vertigo [ˈɔdətorɪ ˈvɜtɪgo]	耳性眩暈
labyrinthine vertigo [ˌlæbɪˈrɪnθaɪn ˈvɜtɪgo]	迷路性眩暈
motion sickness [ˈmoʃən ˈsɪknɪs]	動性眩暈
aural atresia [ˈɔrəl əˈtriʒə]	耳道閉鎖
aural stenosis [ˈɔrəl stɛˈnosɪs]	耳道狹窄
cerumen impaction; earwax [səˈrumən ɪmˈpækʃən]; [ˈɪrˌwæks]	耳垢嵌塞
foreign body in the external ear [ˈfɔrɪn ˈbadɪ ɪn ðə ɪkˈstɜnəl ɪr]	外耳道異物
hearing impairment★ [ˈhɪrɪŋ ɪmˈpɛrmənt]	聽力受損
hearing loss; deafness [ˈhɪrɪŋ lɔs]; [ˈdɛfnɪs]	聽力喪失（耳聾）
conductive deafness [kənˈdʌktɪv ˈdɛfnɪs]	傳導性耳聾
sensorineural deafness [ˌsænsərɪˈnjurəl ˈdɛfnɪs]	感覺神經性耳聾
presbycusis [ˌprɛsbɪˈkjusɪs]	老年性耳聾
labyrinthitis [ˌlæbərɪnˈθaɪtɪs]	內耳炎；迷路炎

字　彙	中　譯
mastoiditis [ˌmæstɔɪdˈaɪtɪs]	乳突炎
Meniere's syndrome [ˌmɛnɪˈerz ˈsɪndrom]	美尼爾氏症
otitis externa [əˈtaɪtɪs ɪkˈstɜnə]	外耳炎
otitis media [əˈtaɪtɪs ˈmidɪə]	中耳炎
aucte otitis media, AOM [əˈkjut əˈtaɪtɪs ˈmidɪə]	急性中耳炎
bilateral otitis media, BOM [baɪˈlætərəl əˈtaɪtɪs ˈmidɪə]	雙側中耳炎
chronic otitis media, COM [ˈkranɪk əˈtaɪtɪs ˈmidɪə]	慢性中耳炎
serous otitis media, SOM [ˈsɪrəs əˈtaɪtɪs ˈmidɪə]	漿液性中耳炎
suppurative otitis media [ˈsʌpjəˌretɪv əˈtaɪtɪs ˈmidɪə]	化膿性中耳炎
otosclerosis [ˌotəskləˈrosɪs]	耳硬化症
perforation of the tympanic membrane [ˈpɜfəˈreʃən əv ðə tɪmˈpænɪk ˈmɛmbren]	鼓膜穿破
tympanitis [ˌtɪmpəˈnaɪtɪs]	鼓膜炎
tympanosclerosis [ˌtɪmpənəskləˈrosɪs]	鼓膜硬化症

三、臨床檢查及檢驗

字　彙	中　譯
acoumeter; audiometer [əˈkumɪtə]; [ɔdɪˈamətə]	聽力計
audiogram [ˈɔdɪoˌgræm]	聽力圖
frequency [ˈfrikwənsɪ]	頻率

字　彙	中　譯
intensity [ɪnˈtɛnsətɪ]	強度
threshold [ˈθrɛʃhold]	閾值
pure-tone [pjʊr ton]	單音
speech [spitʃ]	說話聲
audiometry [ˌɔdɪˈamɪtrɪ]	聽力測驗
auditory brain stem response, ABR audiometry [ˈɔdəˌtorɪ ˈbren stɛm rɪˈspans e bi ar ˌɔdɪˈamɪtrɪ]	聽覺腦幹反應聽力檢查
behavior observation audiometry, BOA [bɪˈhevjə ˌɑbzəˈveʃən ˌɔdɪˈamɪtrɪ]	行為觀察聽力檢查
pure tone audiometry, PTA [pjʊr ton ˌɔdɪˈamɪtrɪ]	純音聽力檢查
auriscope [ˈɔrɪskop]	耳鏡
caloric test [kəˈlɔrɪk tɛst]	溫熱試驗
electronystagmography, ENG [ɪˌlɛktrəˌnɪstægˈmagrəfɪ]	眼震顫電流插記圖
myringoscope [məˈrɪŋgoskop]	鼓膜鏡
otoscope [ˈotəskop]	檢耳鏡
otoscopy [əˈtoskəpɪ]	耳鏡檢查
platform posturography [ˈplætˌfɔrm ˌpastʃʊˈragrəfɪ]	平台式姿勢描記法
salpingoscopy [ˌsælpɪŋˈgaskəpɪ]	耳咽管鏡檢查
sound spectrography [saʊnd spɛkˈtragrəfɪ]	音聲頻譜儀檢查
speech discrimination [spitʃ dɪˌskrɪməˈneʃən]	語言分辨聽力檢查

字　彙	中　譯
turning fork test [ˈtɜnɪŋ fɔrk tɛst]	音叉試驗
tympanometry [ˌtɪmpəˈnamətrɪ]	鼓室圖檢查
vertigo test★ [ˈvɜtɪgo tɛst]	眩暈測試

四、常見治療

字　彙	中　譯
audiphone; hearing aids [ˈɔdəˌfon]; [ˈhɪrɪŋ edz]	助聽器
implant hearing devices [ˈɪmplænt ˈhɪrɪŋ dɪˈvaɪs]	植入助聽器
auristillae [ˌɔrɪsˈtɪli]	耳滴劑
canaloplasty [kəˈnæləˌplæstɪ]	耳道成形術
cochlear implant [ˈkaklɪə ˈɪmplænt]	人工耳蝸移植
endolymphatic decompression, ELOP [ˈɛndolɪmˈfætɪk ˌdikəmˈprɛʃən]	內淋巴減壓術
eustachian tube inflation [juˈstekɪən tjub ɪnˈfleʃən]	耳咽管吹張術
grommet tube [ˈgramɪt tjub]	中耳導管
labyrinthectomy [ˌlæbɪrɪnˈθɛktəmɪ]	迷路切除術
mastoidectomy [ˌmæstɔɪˈdɛktəmɪ]	乳突切除術
modified radical mastoidectomy, MRM [ˈmadəˌfaɪ ˈrædɪk] ˌmæstɔɪˈdɛktəmɪ]	改良根治性乳突切除術
ossiculoplasty [ˌasɪkjələˈplæstɪ]	聽小骨成形術
otoplasty [ˈotəˌplæstɪ]	耳成形術

字　彙	中　譯
stapedectomy [ˌstepɪˈdɛktəmɪ]	鐙骨切除術
tympanoplasty [tɪmpənəˈplæstɪ]	鼓膜成形術
tympanectomy [tɪmpəˈnɛktəmɪ]	鼓膜切除術
tympanotomy [ˌtɪmpəˈnatəmɪ]	鼓膜切開術
vestibular neurectomy [vəsˈtɪbjələ nuˈrɛktəmɪ]	前庭神經切除術

腦力激盪 | EXERCISE

 一、簡要病歷閱讀練習

1. **Chief complaint:** Nausea, vomitiny, dizziness, and motion sickness, and for two days.

2. **Present illness:** This 35-year-old female has vertigo ringing tinnitus, headache, hearing loss, nystagmus, and diaphoresis since this morning. She has also nausea, vomiting, dizziness and motion sickness for two days. She was admitted from ER for treatment. At the ER, she was arranged for electronystagmography, caloric test, turnig fork test and CT. She was admitted to our ward for further management.

3. **Diagnosis:** Meniere's syndrome.

4. **Management plans:**

   (1) On low sodium diet. No coffeine, alcohol, nicotine.

   (2) Fluid restriction.

   (3) Bed rest.

   (4) Medication:
   - Atropine 1mg/tab 1# QD PO
   - Lasix 20mg/tab 1# QD PO
   - Scopolamine 0.25mg/cap 1cap TID PO
   - Quinine HCl 100mg/cap 1cap Q6H PO

   (5) Surgical: Endolymphatic decompression, vestibular neurectomy, labyrinthectomy.

二、配合題

請選出正確的中譯答案。

( )　1.　auristillae　　　　　　　　　　A.　眩暈

( )　2.　cochlear implant　　　　　　　B.　聽力受損

( )　3.　foreign body in the external ear　C.　耳滴劑

( )　4.　canaloplasty　　　　　　　　　D.　鼓膜鏡

( )　5.　turning fork test　　　　　　　E.　感覺神經性耳聾

( )　6.　sound spectrography　　　　　　F.　人工耳蝸移植

( )　7.　vertigo　　　　　　　　　　　　G.　音聲頻譜儀檢查

( )　8.　sensorineural deafness　　　　　H.　外耳道異物

( )　9.　myringoscope　　　　　　　　　I.　音叉試驗

( )　10.　hearing impairment　　　　　　J.　耳道成形術

三、英譯題

請寫出下列中文的英譯。

1.　聽力受損 ＿＿＿＿＿＿＿＿

2.　乳突切除術 ＿＿＿＿＿＿＿

3.　暈眩 ＿＿＿＿＿＿＿＿＿＿

4.　鼓膜切除術 ＿＿＿＿＿＿＿

5.　聽力圖＿＿＿＿＿＿＿＿＿＿

6.　耳痛 ＿＿＿＿＿＿＿＿＿＿

7.　鼓室圖檢查＿＿＿＿＿＿＿

8.　耳道狹窄 ＿＿＿＿＿＿＿＿

9.　耳鳴 ＿＿＿＿＿＿＿＿＿＿

10.　內耳炎 ＿＿＿＿＿＿＿＿＿

四、填充題

請依原文解釋寫出正確的字彙。

1. The perception of sound within the human ear in the absence of corresponding external sound.

   t_____

2. A disorder of the inner ear that can affect hearing and balance to a varying degree.

   M_____

   s_____

3. Inflammation of the middle ear.

   o_____

   m_____

4. A type of dizziness, where there is a feeling of motion when one is stationary.

   v_____

5. The testing of hearing ability, involving thresholds and differing frequencies.

   a_____

五、聽力測驗

掃描朗讀音檔

（聆聽「朗讀音檔」中的單字，並寫下答案）

1. d _____
2. o _____
3. l _____
4. M _____
5. o _____
6. t_____
7. a _____
8. a _____
9. m_____;_____
10. c _____

MEDICAL TERMINOLOGY

※ 配合題

1.(C)　　2.(F)　　3.(H)　　4.(J)　　5.(I)　　6.(G)　　7.(A)　　8.(E)　　9.(D)　　10.(B)

※ 英譯題

1. hearing impairment

2. mastoidectomy

3. dizziness

4. tympanetomy

5. audiogram

6. otalgiz

7. tympanometry

8. aural stenosis

9. tinnitus

10. labyrinthitis

※ 填充題

1. tinnitus

2. Meniere's syndrome

3. otitis media

4. vertigo

5. audiometry

※ 聽力測驗

1. dizziness

2. otorrhea

3. labyrinthine vertigo

4. Meniere's syndrome

5. otitis media

6. tympanitis

7. audiogram

8. auriscope

9. myringoscope

10. cochlear implant

7-4 鼻 科

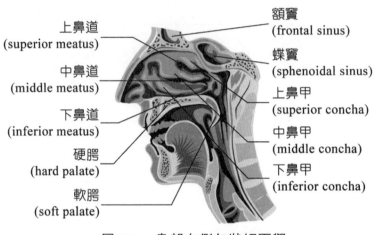

上鼻道
(superior meatus)

中鼻道
(middle meatus)

下鼻道
(inferior meatus)

硬腭
(hard palate)

軟腭
(soft palate)

額竇
(frontal sinus)

蝶竇
(sphenoidal sinus)

上鼻甲
(superior concha)

中鼻甲
(middle concha)

下鼻甲
(inferior concha)

▶ 圖 7-7　鼻部左側矢狀切面觀

一、症狀及徵象

字　彙	中　譯
anosmia [əˋnɑzmɪə]	無嗅覺
dysosmia [dɪˋsɑsmɪə]	嗅覺障礙
epistaxis [ˌɛpəˋstæksɪs]	鼻出血
nasal obstruction [ˋnezl̩ əbˋstrʌkʃən]	鼻塞
rhinolalia [ˌraɪnəˋlelɪə]	鼻音
rhinorrhea [raɪnəˋriə]	鼻漏；流鼻水
sneeze [sniz]	打噴嚏
snore [snɔr]	打鼾

二、常見診斷

字　彙	中　譯
deviated nasal septum, DNS; **nasal septal deviation, NSD** [ˈdivɪˌɛtɪd ˈnezl̩ ˈsɛptəm]; [ˈnezl̩ ˈsɛptl̩ ˌdivɪˈeʃən]	鼻中隔彎曲
nasal bone fracture [ˈnezl̩ bon ˈfræktʃə]	鼻骨骨折
nasal polyps [ˈnezl̩ ˈpaləpəs]	鼻息肉
nasal septal defect, NSD [ˈnezl̩ ˈsɛptl̩ ˈdifɛkt]	鼻中隔缺損
rhinitis; coryza; nasitis [raɪˈnaɪtɪs]; [kəˈraɪzə]; [næˈzaɪtɪs]	鼻炎
allergic rhinitis [əˈlɝdʒik raɪˈnaɪtɪs]	過敏性鼻炎
atrophic rhinitis [əˈtrafɪk raɪˈnaɪtɪs]	萎縮性鼻炎
chronic hypertrophic rhnitis, CHR [ˈkranɪk ˌhaɪpəˈtrofɪk raɪˈnaɪtɪs]	慢性肥厚性鼻炎
vasomotor rhinitis [ˌvæsəˈmotə raɪˈnaɪtɪs]	血管性神經性鼻炎
nasopharyngeal carcinoma, NPC★ [ˌnezəfəˈrɪndʒɪəl ˌkarsɪˈnomə]	鼻咽癌
obstructive sleep apnea syndrome, OSAS [əbˈstrʌktɪv slip æpˈnɪə ˈsɪndrom]	阻塞性睡眠窒息症候群
sinusitis [ˌsaɪnəˈsaɪtɪs]	鼻竇炎
acute sinusitis, AS [əˈkjut ˌsaɪnəˈsaɪtɪs]	急性鼻竇炎
chronic paranasal sinusitis, CPS [ˈkranɪk ˌpærəˈnezl̩ ˌsaɪnəˈsaɪtɪs]	慢性副鼻竇炎
chronic sinusitis, CS [ˈkranɪk ˌsaɪnəˈsaɪtɪs]	慢性鼻竇炎

三、臨床檢查及檢驗

字　彙	中　譯
nasal speculum examination [ˈnɛzḷ ˈspɛkjələm ɪgˌzæməˈneʃən]	鼻窺器檢查
nasoendoscopy [ˌnezəɛnˈdaskəpɪ]	鼻內窺鏡檢查
nasopharynegeal biopsy [ˌnezəfəˈrɪndʒɪəl ˈbaɪapsɪ]	鼻咽組織切片
nasopharyngoscopy [ˌnezəfərɪŋˈgaskəpɪ]	鼻咽內視鏡檢查
olfactory function test [alˈfæktərɪ ˈfʌŋkʃən tɛst]	嗅覺功能測驗
rhinoscopy [raɪˈnaskəpɪ]	鼻窺鏡檢查
transillumination [ˌtrænsɪˈljuməˈneʃən]	透照法

四、常見治療

字　彙	中　譯
electric cauterization [ɪˈlɛktrɪk ˌkɔtəraɪˈzeʃən]	電燒灼
functional endoscopic sinus surgery, FESS [ˈfʌŋkʃən ˌɛndəsˈkapɪk ˈsaɪnəs ˈsɜdʒərɪ]	功能性鼻竇內視鏡手術
nasal balloon [ˈnɛzḷ bəˈlum]	鼻氣球止血
nasal douche; nasal irrigation; nasal lavage [ˈnɛzḷ duʃ]; [ˈnɛzḷ ɪrɪˈgeʃən]; [ˈnɛzḷ ˈlævɪdʒ]	鼻沖洗
nasal packing [ˈnɛzḷ ˈpækɪŋ]	鼻填塞
nasal polypectomy [ˈnɛzḷ ˌpalɪˈpɛktəmɪ]	鼻息肉切除術
rhinoplasty [ˈraɪnəˌplæstɪ]	鼻成形術
nasal septal reconstruction; **nasal septum reconstruction, NSR** [ˈnɛzḷ ˈsɛptḷ ˌrikənˈstrʌkʃən]; [ˈnɛzḷ ˈsɛptəm ˌrikənˈstrʌkʃən]	鼻中隔重建術

字　彙	中　譯
nasal spray★ [ˈnezl̩ spre]	鼻噴劑
obturator [ˈɑbtjʊˌretə˞]	填塞物
septomeatoplasty, SMP [ˌsɛptəˌmiətəˈplæstɪ]	鼻中隔鼻道成形術
septoplasty [sɛptəˈplæstɪ]	鼻中隔成形術
sinusectomy [ˌsaɪnəˈsɛktəmɪ]	鼻竇切除術

腦力激盪 EXERCISE

 一、簡要病歷閱讀練習

1. **Chief complaint:** Nasal obstruction, rhinorrhea, head and face pain for one week.

2. **Present illness:** This 18-year-old male had nasal obstruction, rhinorrhea, head and face pain for one week. He felt fatigue, sneezed, and had a headache, nasal obstruction, and rhinorrhea when he got cold about two weeks ago. After he took cold medicine, there were no improvement in symptoms, nasal obstruction increased and felt cheek pain. He was visited our OPD for further management.

3. **Impression:** Acute sinusitis.

4. **Management plans:**

   (1) Topical decongestants, topical steroids, antibiotics, nasal saline, topical cromolyn, or mucolytics.

   (2) Arrange nasopharyngoscopy, CT, X-ray.

二、配合題

請選出正確的中譯答案。

( )	1. epitaxis	A. 過敏性鼻炎
( )	2. deviated nasal septum	B. 鼻咽切片
( )	3. nasal speculum examination	C. 鼻音
( )	4. nasal polyps	D. 鼻氣球止血
( )	5. sinusitis	E. 打鼾
( )	6. nasopharynegeal biopsy	F. 鼻竇炎
( )	7. nasal balloon	G. 鼻出血

( ) 8. allergic rhinitis   H. 鼻窺器檢查

( ) 9. rhinolalia   I. 鼻中隔彎曲

( ) 10. snoring   J. 鼻息肉

三、英譯題

請寫出下列中文的英譯。

1. 鼻咽內視鏡檢查 _____

2. 鼻中隔缺損 _____

3. 鼻竇切除術 _____

4. 打噴嚏 _____

5. 透照法 _____

6. 鼻塞 _____

7. 鼻中隔重建術 _____

8. 無嗅覺 _____

9. 萎縮性鼻炎 _____

10. 慢性鼻竇炎 _____

四、填充題

請依原文解釋寫出正確的字彙。

1. The most common cancer originating in the nasopharynx.

     n_____

     c_____

2. An allergic inflammation of the nasal airways.

     a_____

     r_____

3. A common physical disorder of the nose, involving a displacement of the nasal septum.

     d_____

     n_____

     s_____

4. A significant amount of nasal fluid.

     r_____

5. A semi-autonomous, convulsive expulsion of air from the lungs through the nose and mouth, usually caused by foreign particles irritating the nasal mucosa.

     s_____

五、聽力測驗

掃描朗讀音檔

（聆聽「朗讀音檔」中的單字，並寫下答案）

1. d _____

2. n _____

3. n _____

4. s _____

5. n _____

6. r _____

7. e _____

8. n _____

9. o _____; _____

10. s _____

MEDICAL TERMINOLOGY

※ 配合題

1.(G) 2.(I) 3.(H) 4.(J) 5.(F) 6.(B) 7.(D) 8.(A) 9.(C) 10.(E)

※ 英譯題

1. nasopharyngoscopy

2. nasal septal defect

3. sinusectomy

4. sneeze

5. transillumination

6. nasal obstruction

7. nasal septum reconstruction

8. anosmia

9. atrophic rhinitis

10. chronic sinusitis

※ 填充題

1. nasopharyngeal carcinoma

2. allergic rhinitis

3. deviated nasal septum

4. rhinorrhea

5. sneeze

※ 聽力測驗

1. dysosmia

2. nasal polyps

3. nasopharyngeal carcinoma

4. sinusitis

5. nasopharynegeal biopsy

6. rhinoscopy

7. electric cauterization

8. nasal polypectomy

9. obturator

10. septoplasty

7-5 喉 科

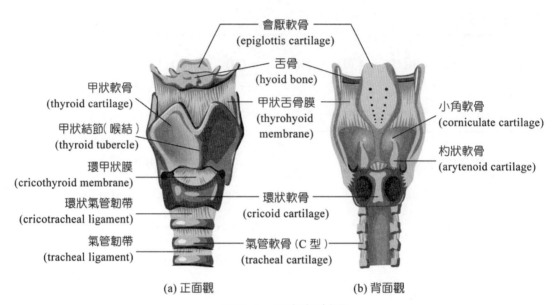

會厭軟骨
(epiglottis cartilage)

舌骨
(hyoid bone)

甲狀軟骨
(thyroid cartilage)

甲狀舌骨膜
(thyrohyoid
membrane)

小角軟骨
(corniculate cartilage)

甲狀結節(喉結)
(thyroid tubercle)

杓狀軟骨
(arytenoid cartilage)

環甲狀膜
(cricothyroid membrane)

環狀氣管韌帶
(cricotracheal ligament)

環狀軟骨
(cricoid cartilage)

氣管韌帶
(tracheal ligament)

氣管軟骨 (C 型)
(tracheal cartilage)

(a) 正面觀　　　　(b) 背面觀

▶ 圖 7-8　喉部解剖圖

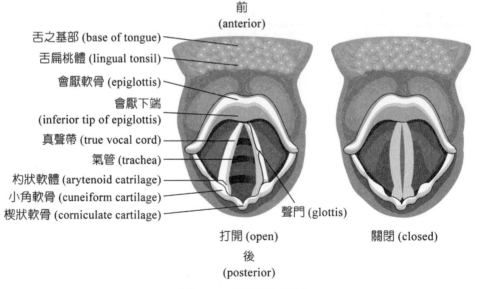

前
(anterior)

舌之基部 (base of tongue)

舌扁桃體 (lingual tonsil)

會厭軟骨 (epiglottis)

會厭下端
(inferior tip of epiglottis)

真聲帶 (true vocal cord)

氣管 (trachea)

杓狀軟體 (arytenoid catrilage)

小角軟骨 (cuneiform cartilage)

楔狀軟骨 (corniculate cartilage)

聲門 (glottis)

打開 (open)　　　　關閉 (closed)

後
(posterior)

▶ 圖 7-9　聲門解剖圖

一、症狀及徵象

字　彙	中　譯
dysphagia★ [dɪsˈfeʤɪə]	吞嚥困難
dysphonia [dɪsˈfonɪə]	發音困難
laryngalgia [ˌlærɪnˈgælʤɪə]	喉痛
laryngospasm [ləˈrɪŋgəˌspæzm̩]	喉肌痙攣
laryngostat; laryngeal obstruction [ˈlərɪŋgəstæt]; [ləˈrɪyʤɪəl əbˈstrʌʃən]	喉部阻塞
sore throat [sor θrot]	喉嚨痛
trismus [ˈtrɪzməs]	牙關緊閉

二、常見診斷

字　彙	中　譯
canker sore [ˈkæŋkɚ sor]	口腔潰瘍
epiglottitis [ˌɛpɪglaˈtaɪtɪs]	會厭炎
herpangina [ˌhɜpənˈʤaɪnə]	疱疹性咽峽炎
herpetic stomatitis [hɜˈpɛtɪk ˌstoməˈtaɪtɪs]	疱疹性口炎
laryngeal cancer★ [ləˈrɪnʤɪəl ˈkænsɚ]	喉癌
intrinsic laryngeal cancer, ILC [ɪnˈtrɪnsɪk ləˈrɪnʤɪəl ˈkænsɚ]	內在性喉癌
exterinsic laryngeal cancer, ELC [ɛksˈtrɪnsɪk ləˈrɪnʤɪəl ˈkænsɚ]	外在性喉癌
laryngitis [ˌlərɪnˈʤaɪtɪs]	喉炎

字　彙	中　譯
catarrh; mucositis [kəˈtar]; [ˌmjukoˈsaɪtɪs]	黏膜炎
pharyngitis [ˌfærɪnˈʤaɪtɪs]	咽炎
staphylitis; uvulitis [ˌstæfɪˈlaɪtɪs]; [ˌjuvjəˈlaɪtɪs]	懸壅垂炎
stomatitis [ˌstoməˈtaɪtɪs]	口炎
tonsillitis [ˌtansəˈlaɪtɪs]	扁桃腺炎
vocal cord polyps [ˈvokl̩ kɔrd ˈpalɪps]	聲帶息肉
vocal cord nodules [ˈvokl̩ kɔrd ˈnaʤulz]	聲帶結節

三、臨床檢查及檢驗

字　彙	中　譯
laryngoscopy [ˌlærɪŋˈgaskəpɪ]	咽喉鏡檢查
direct laryngoscopy, DL [dəˈrɛkt ˌlærɪŋˈgaskəpɪ]	直接咽喉鏡檢查
microlaryngoscopy, ML [ˌmaɪkrəˌlærɪŋˈgaskəpɪ]	顯微咽喉鏡檢查
laryngendoscope [lærɪnˈʤɛndəskop]	喉內鏡

四、常見治療

字　彙	中　譯
cricothyreotomy; cricothyroidotomy [ˌkraɪkəˌθaɪrəˈatəmɪ]; [ˌkraɪkəˌθaɪrɔɪˈdotəmɪ]	環狀與甲狀軟骨切開術
laryngectomy [ˌlærɪnˈʤɛktəmɪ]	喉切除術
hemilaryngectomy [ˌhɛmɪˌlærɪnˈʤɛktəmɪ]	半喉切除術

字　彙	中　譯
partial laryngectomy [ˈparʃəl ˌlærɪnˈdʒɛktəmɪ]	部分喉切除術
supraglottic laryngectomy, SGLT [ˌsuprəˈglatɪk ˌlærɪnˈdʒɛktəmɪ]	上聲門喉切除術
total laryngectomy [ˈtotļ ˌlærɪnˈdʒɛktəmɪ]	全喉切除術
submucous resection, SMR [sʌbˈmjukəs rɪˈsɛkʃən]	黏膜下切除術
tonsillectomy [ˌtɑnsəˈlɛktəmɪ]	扁桃腺切除術
tracheostomy [ˌtrekɪˈastəmɪ]	氣管造口術
tracheotomy★ [ˌtrekɪˈatəmɪ]	氣管切開術

腦力激盪 | EXERCISE

 一、簡要病歷閱讀練習

1. **Chief complaint:** Nasal obstruction, rhinorrhea, head pain and face pain for one week.

2. **Present illness:** This 43-year-old female suddenly had sore throat with fever one day ago. She took medicine by herself, but it was ineffective. Her sore throat got worse rapidly and she almost cannot swallow and breathe easily. She then visited our emergency room for help. The physical examination findings was BT: 38.2℃, PR: 80/min, RR: 22/min, BP: 120/70mmHg; with acute illness appearance, no obvious abnormalities found in cardiovascular and other system examination. Her oropharyngeal mucosa was slightly red. Laryngoscopy showed a spherical enlargement and the epiglottis congestion.

3. **Diagnosis:** Acute epiglottitis.

4. **Management plans:** Antibiotics and corticosteroids to treat the infection and to relief the throat swelling.

二、配合題

請選出正確的中譯答案。

( )　1.　total laryngectomy 　　　A.　聲帶結節

( )　2.　trismus 　　　B.　黏膜炎

( )　3.　mucositis 　　　C.　顯微咽喉鏡檢查

( )　4.　sore throat 　　　D.　發音困難

( )　5.　vocal cord nodules 　　　E.　全喉切除術

( )　6.　tonsillitis 　　　F.　喉肌痙攣

( )　　7.　herpangina　　　　　　　G.　牙關緊閉

( )　　8.　laryngospasm　　　　　　H.　扁桃腺炎

( )　　9.　dysphonia　　　　　　　I.　疱疹性咽峽炎

( )　　10. microlaryngoscopy　　　　J.　喉嚨痛

三、英譯題

請寫出下列中文的英譯。

1. 咽炎 _____

2. 氣管切開術 _____

3. 疱疹性口炎 _____

4. 扁桃腺切除術 _____

5. 環狀與甲狀軟骨切開術_____

6. 聲帶息肉 _____

7. 喉痛 _____

8. 口腔潰瘍 _____

9. 咽喉鏡檢查_____

10. 喉炎 _____

四、填充題

請依原文解釋寫出正確的字彙。

1. An inflammation of the epiglottis.　　　　　　e_____

2. An inflammation of the larynx.　　　　　　　l_____

3. An inflammation of the throat or pharynx.　　p_____

4. A medical procedure that is used to obtain a view　l_____
   of the vocal folds and the glottis.

5. Difficulty in swallowing.　　　　　　　　　d_____

五、聽力測驗　　　　　　　　　　掃描朗讀音檔

（聆聽「朗讀音檔」中的單字，並寫下答案）

1. d _____　　6. r _____

2. n _____　　7. e _____

3. n _____　　8. n _____

4. s _____　　9. o _____; _____

5. n _____　　10. s _____

解答

MEDICAL TERMINOLOGY

※ 配合題

1.(E)　　2.(G)　　3.(B)　　4.(J)　　5.(A)　　6.(H)　　7.(I)　　8.(F)　　9.(D)　　10.(C)

※ 英譯題

1. pharyngitis

2. tracheotomy

3. herpetic stomatitis

4. tonsillectomy

5. cricothyreotomy, cricothyroidotomy

6. vocal cord polyps

7. laryngalgia

8. canker sore

9. laryngoscopy

10. laryngitis

※ 填充題

1. epiglottitis

2. laryngitis

3. pharyngitis

4. laryngoscopy

5. dysphagia

※ 聽力測驗

1. dysphagia

2. laryngalgia

3. canker sore

4. epiglottitis

5. laryngeal cancer

6. laryngitis

7. tonsillitis

8. laryngendoscope

9. laryngectomy

10. tonsillectomy

7-6 臨床實例

Admission Note

Chief complaint

Bloody-rhinorrhea in the morning since five months ago. Headache, epitaxis, anorexia, and weight loss for three months.

Present illness

This 45-year-old female complained having bloody-rhinorrhea in the morning since five months ago. She also has had headache, epitaxis, anorexia, weight loss for three months. She found a painless mass in the right side of the neck one week ago. She visited our OPD for help.

The findings in the indirect nasopharyngoscopy showed granulation-like uplift, rough surface, and easy bleeding on the top right posterior wall of nasopharynx. There is a 3cm diameter mass on the right side of the neck. The The mass is hard, not movable, and no tender to touch.

The body is not found in mass-like lesions, the right middle ear effusion. EB virus serology data EBVCA-IgA titer 1:280 positive, EBEA-IgA 1:160 positive. CT examination of the nasopharynx, shows top right posterior wall of the nasopharynx and right pharyngeal recess a soft tissue mass bulge. The results of nasopharyngeal biopsy show poorly differentiated squamous cell carcinoma. She was admitted to the ward for treatment.

Past history

1. Systemic disease：AIDS (−), HBV (−), HCV (−), COPD (−), Gout (−), CVA (−), DM (−), HTN (−), hyperlipidemia (−), gallstone (−).

2. Hospitalization：Denied.

3. Operation：Denied.

4. Medication：Denied.

Personal history

1. Habit of smoking: Denied.

2. Habit of alcohol drinking: Denied.

3. The history of occupation disease: Nil.

4. The history of traveling in recent 3 months: Denied.

5. The history of drug abuse: Denied.

Family history

Family history is nothing in particular.

Review of systems

1. General: Weakness (+), fatigue (+), fever (−), anorexia (+), weightloss (+), no Insomnia (−).

2. Skin, hair, nails: Color changes (−), pruritus (−), rash (−), easy bruising (−), hair loss (−).

3. HEENT:
   (1) Head: Headaches (+), dizziness (+), vertigo (−), syncope (−), right neck nodule (+): 3cm.
   (2) Eyes: Normal visual acuity, color blindness (−), photophobia (−), diplopia (−), eye pain (−).
   (3) Ears: Pain (−), tinnitus (+), discharge (−), hearing loss (+).
   (4) Nose: Epistaxis (−), discharge (+), obstruction (−).
   (5) Mouth and throat: Gum bleeding (−), soreness (−), hoarseness (−), lump (−).
   (6) Respiratory: Wheezing (−), dyspnea (−), cough (−), sputum (−), hemoptysis (−) chest pain (−).

4. CV: Exertion dyspnea (−), orthopnea (−), edema (−), chest distress (−), palpitation (+), intermittent claudication (−), cold limbs (−).

5. GI: Dysphagia $(-)$, nausea $(-)$, vomiting $(-)$, jaundice $(-)$, constipation $(-)$, hematemesis $(-)$, melena $(-)$.

6. GU: Urinary frequency $(-)$, hesitancy $(-)$, urgency $(-)$ dribbling $(-)$, incontinence $(-)$, dysuria $(-)$, hematuria $(-)$, nocturia $(-)$, colic $(-)$, impotence $(-)$.

7. Hematopoietic: Transfusions $(-)$, pale skin is noted recently, abnormal bruising $(-)$, enlarged lymph nodes (+).

8. Neuropsychiatry: Seizures $(-)$, speech disturbance $(-)$, paresthesia $(-)$, ataxia $(-)$, paralysis $(-)$, tremor $(-)$, anxiety $(\pm)$, irritability $(-)$.

9. Musculoskeletal: Deformities $(-)$, joint pain $(-)$, limitation of motion $(-)$, muscular wasting $(-)$, rigidity $(-)$.

Diagnosis / Impression

Poorly differentiated nasopharyngeal carcinoma $(T_3N_1M_0)$.

Plans

1. Radiation ^{60}Co, 5 times/wk, total 18 times.

2. Chemotherapy: Methotrecate, Cisplatin.

3. Oral medication: Brufen, Scanol.

參考資料

李皎正(2021)．*常用醫護術語*（六版）．華杏。

柯惠玲、許麗芳、楊美伶、白香菊、劉劍華、陳玉娟、陳怡靜(2015)．*醫護術語*（二版）．華杏。

Cohen, B. J., & Depetris, A. (2020). *Medical Terminology* (9th ed.). Wolters Kluwer.

Hogan, M. A., & Estridge, S. (2007). *Medical-surgical nursing*(2nd ed.). Pearson prentice Hall.

索 引

A

a few, 62
a little, 62
a minor, 63
a serious illness, 63
Abd echo, 139
Abd sono, 139
abdominal, 5
abdominal aortic aneurysm, 103
abdominal computerized, 50
abdominal pain, 134
abdominal paracentesis, 140
abdominal perineal resection, 58
abdominal tapping, 140
abdominal total hysterectomy, ATH, 180
abdominal ultrasonography, 139
abdominal-perineal resection, APR, 141
abdominoscopy, 5
abduction, 5
ablepsia, 253
abnormal uterine contraction, 188
abnormal, 5
abortion, A, 190
above knee amputation, AKA, 161
abruption placenta, 186
absence, 224
absent, 47
absolute neutrophil count, ANC, 117
abstinence, 235
abstract thinking, 234
abuse, 231
accentuated, 47
accident, 45
accompany, 62
achromatopsia, 254
acidic, 51
acne, 246
acoumeter, 268

acoustic neuroma, 267
acroarthritis, 5
acrocyanosis, 5, 200
acromegaly, 95
acrophobia, 232
activity of daily living, ADL, 88
acute, 62
acute akathisia, 230
acute dystonia, 230
acute gastroenteritis, AGE, 202
acute glomerulonephritis, AGN, 149, 202
acute infection, 115
acute lymphocytic leukemia, ALL, 202
acute myelogenous leukemia, AML, 202
acute otitis media, AOM, 202
acute pulmonary edema, 103
acute pyelonephritis, APN, 149
acute renal failure, ARF, 149
acute respiratory distress syndrome, ARDS, 125
acute respiratory failure, ARF, 125
acute sinusitis, AS, 277
acute tonsillopharyngitis, ATP, 202
addiction, 230
Addison's crisis, 93
Addison's disease, 95
adduction, 5
adenitis, 5
adenomyoma, 5, 177
adenomyosis, 177
adhesion, 176
admission diagnosis, 45
admission note, 45
admission to hospital, 64
admission, 45
adolescence, 212
adrenal cortical adenoma, 95
adrenalectomy, 97
aerosol therapy, 128, 210
affect, 60

affective disturbance, 226

against-advice discharge, 45

age-related macular degeneration, ARMD, 256

aggression, 225

aggressive behavior, 225

agitation, 226

air hunger, 123

airway obstruction, 200

akinesia, 82

albumin, Alb, 117

albuminemia, 5

alcoholism, 231

alexia, 232

alienation, 230

alkaline, 51

allergic rhinitis, 277

allergy, 43, 68

Alzheimer's disease, 232

ambilateral, 6

ambiopia, 6

ambivalence, 226

amblyaphia, 6

amblyopia, 6, 254

ambulatory phlebectomy, 108

amenorrhea, 177

amnesia, 224

amniocentesis, 6, 189

amnion, 185

amniotic fluid embolism, AFE, 186

amniotic fluid, 185

ampule, 58

amputation, 161

amygdalolith, 19

anabole, 6

anal abscess, 136

anal atresia, 202

anal fissure, 136

anal stenosis, 202

anal suppository, 56

analgia, 6

androgen, 6

androgyneity, 6

anemia, 5, 116

anencephalus, 202

anencephaly, 202

anesthesia, 14

anesthesiology, 68

anesthetist, 71

aneurysm, 103

angiitis, 6

angina pectoris, 103

angiography, 6, 106

angiosclerosis, 29

anisopia, 6

anisoscoria, 253

ankle-brachial index, ABI, 106

ankylodactylia, 6

ankylosing spondylitis, 159

ankylosis, 6

anomalism, 6

anomaloscope, 6

anomaloscopy, 257

anoplasty, 210

anorexia, 136, 232

anoscope, 7

anosmia, 276

anteflexion, 7

antepartum hemorrhage, APH, 186

antepartum, AP, 185

antibiotic, 7

antibody, 7

anticonvulsant, 86, 235

antidepressant, 235

antinuclear antibodies, ANA, 160

antisocial personality disorder, 232

antithrombotic drug, 87

antronalgia, 7

anuria, 32, 147

anxiety disorder, 232

anxiety, 43, 226

aortic aneurysm, 103

aortic dissection, 103

aortic regurgitation, AR, 103

aortic stenosis, AS, 103

aorto-femoral bypass graft, 58

apathy, 226

Apgar score for the newborn, 209

aphasia, 25, 84, 253

aphonia, 26

aplastic anemia, 116

apnea, 5, 123

apopsychia, 7

apositia, 7

apparent, 46

appendectomy, 7, 141

appendicitis, 7, 136

appetite diminish, 41

appropriate for gestational age, AGA, 209

aptitude test, 234

arcuate keratotomy, AK, 259

argon laser, 258

aromatic, 51

arrhythmia, 103

arterial blood gas analysis, ABG, 126

arterial line insertion, 126

arterior-venous fistula (shunt), A-V fistula (A-V
    shunt), 151

arteriosclerosis, 7

arteriosclerotic heart disease, ASHD, 104

arteriovenous malformation, AVM, 202

arteritis, 7

arthralgia, 157

arthritis, 7, 159

arthrocentesis, 160

arthrodesis, 161

arthrogram, 160

arthrosclerosis, 7

arthroscopic repair, 161

arthroscopy, 49, 160

arthrotomy, 161

artificial abortion, AA, 190

artificial cardiac pacemaker, 107

artificial eye, 260

artificial insemination, AI, 180

artificial rupture of membrane, AROM, 188

artificial tears, 258

ascites, 134

aseptic meningitis, 202

aseptic, 29

asphyxia, 202

aspiration pneumonia, 126, 203

aspiration, 7

assessment, 46

assistant head nurse, 72

assist-control mode, 128

association, 227

asthma, 125, 203

astigmatism, AST, 255

astigmometry, 257

asystole, 102

ataxia, 82

atherosclerosis, 29, 102

atopic dermatitis, 203, 246

atrial fibrillation, Af, 103

atrial flutter, AF, 103

atrial premature contraction, APC, 105

atrial septum defect, ASD, 203

atrio-ventricular block, A-V block, 104

atrophic rhinitis, 277

atrophy, 43

attendant nurse, 72

attention-deficit hyperactivity disorder, ADHD,
    203

aucte otitis media, AOM, 268

audoiometer, 268

audiogram, 268

audiometry, 7, 269

audiphone, 7, 270

auditory brain stem response, ABR audiometry, 269

auditory hallucination, 228

auditory vertigo, 267

aural atresia, 267

aural stenosis, 267

auriscope, 269

auristillae, 270

autism, 203

autistic disorder, 203

autistic thinking, 227

autoimmunity, 8

automated lamellar refractive keratoplasty, ALK, 259

automated refractor, 257

automateperitoneal dialysis, APD, 151

azotemia, 147

B

Babinski's reflex, 209

back care, 65

backache, 42

backboard, 88

bacteremia, 116

bacterial endocarditis, BE, 104

ballottement, 189

barium enema, 139

barrel chest, 123

basal body temperature, BBT, 189

basal cell carcinoma, 247

basal cortisol secretion, 96

basal skull fracture, 84

battered child syndrome, 203

be aware of, 60

be bedridden, 63

be localized, 61

be located, 61

be related to, 62

be unrelated to, 62

bed bath, 65

before admission, 64

behavior observation audiometry, BOA, 269

behavior, 225

belch, 134

below knee amputation, BKA, 162

Bender visual-motor gestalt test, 234

bending, 63

benign prostatic hyperplasia, BPH, 148

biceps, 8

bilateral otitis media, BOM, 268

bilateral pelvic lymph node dissection, BPLND, 180

bilateral salpingo-oophorectomy, BSO, 180

bilateral tubal ligation, BTL, 181

bilateral, 8

biliary atresia, 203

bimanual pelvic examination, 189

biology, 8

biopsy, 8, 50

bipolar disorder, 232

birthmark, 200

bladder irrigation, 151

bladder neck suspension, 151

bladder transitional cell carcinoma, bladder TCC, 148

bland diet, 53

blastoma, 8

bleeding, 43, 115

bleeding gum, 115

bleeding time, BT, 117

blepharitis, 255

blepharoptosis, 253

blindness, 253

blinking or corneal light reflex, 209

blood culture, 51

blood exchange transfusion, 210

blood loss, 115

blood sugar, BS or AC, 117

blood transfusion, BT, 56, 118

bloody, 51

bloody show, 188

bloody stool, 134

blurring, 42

bone densitometry, 160

bone graft, 59

bone marrow aspiration, BMA, 117

bone marrow suppression, 115

bone marrow transplantation, BMT, 59, 118

bone scan, 50, 160

bowel training, 66

brachial palsy, 203

bracing, 161

bradycardia, 8

bradyphagia, 25

brain, 84

brain computerized tomography scan, 50

brain concussion, 84

brain contusion, 84

brain edema, 84

brain stem injury, 84

brain tumor, 84

breast cancer, 177

breast milk jaundice, 203

breast self-examination, BSE, 179

breech presentation, 190

brochiectasia, 12

bronchial asthma, 203

bronchiectasis, 125

bronchiolitis, 203

bronchitis, 8, 125, 203

bronchodilator, 128

bronchopneumonia, 203

bronchopulmonary dysplasia, BPD, 203

bronchoscope, 8

bronchoscopy, 29, 49, 127

bronchospasm, 29, 123

brown, 51

bruising, 115

bulla, 246

burn, 247

burning on urination, 147

bursitis, 159

bypass graft, 108

C

cachexia, 116

calcification, 51

calcium channel blocker, 87

caloric test, 269

canaloplasty, 270

canes, 161

canker sore, 285

capsule, 58

caput succedaneum, 200

carcinogen, 8

carcinoma in situ, CIS, 177

carcinoma of cervix, 177

carcinoma of endometrium, 177

cardiac catheterization, 106

cardiac enzyme test, 106

cardiac tamponade, 104

cardiology intensive care unit, 68

cardiomegaly, 8, 102

cardiopulmonary bypass, 108

cardiopulmonary resuscitation, CPR, 107

cardiovascular medicine, 68

cardiovascular surgery, 68

carotid doppler image, 85

carpal tunnel syndrome, CTS, 159

cast, 161

cataract extration, 258

cataract, 255

catarrh, 286

catatonia, 225

catheterization, 66

caudocephalad, 8

cause, 60

cauterization of corneal ulcer, 258

celiac disease, 203

cellulitis, 159, 247

cementation, 162

central venous pressure, CVP, 106

cephalalgia, 8, 224

cephalic presentation, 190

cephalocele, 8

cephalodynia, 12

cephalohematoma, 8, 200

cerebr/o, 84

cerebral angiography, 49, 86

cerebral hemorrhage, 9

cerebral palsy, CP, 84, 203

cerebrovascular accident, CVA, 84

cerumen impaction, 267

cerumen, 266

cervical biopsy, 179

cervical cancer, CC, 177

cervical conization, 180

cervical dilatation, 188

cervical erosion, 177

cervical polyp, 177

cervical traction, 161

cervicitis, 9, 177

cervicotomy, 9

cesarean section, C/S, 190

chalazion, 255

chancre, 177

chancroid, 177

change dressing, 67

change in bowel habit, 41

character disorder, 230

chemotherapy, C/T, 30, 118

chest anteroposterior view, chest A-P, 127

chest circumference, CC, 209

chest lateral view, 127

chest medicine, 68

chest pain, 40, 123

chest percussion, 128

chest physiotherapy, CPT, 67, 128

chest posteroanterior view, chest P-A, 127

chest postural drainage, 128

chest surgery, 68

chest tapping and pleural drainage, 128

chest tightness, 123

chest ultrasonogram, 127

chest vibration, 128

chest X-ray, CXR, 49, 127

Cheyne-Stokes breathing, 123

chicken pox, 203

chief complaint, 46

chief resident, 71

chill, 43, 115

chillness, 115

Chinese medicine, 68

chloropenia, 9

chocking, 123

chocolate cyst, 177

cholangiocarcinoma, 9, 136

cholangiopancreoscopy, 59

cholangitis, 136

cholecystectomy, 141

cholecystitis, 9, 137

cholecystostomy, 141

cholecytojejunostomy, 141

choledochectomy, 9

choledochoduodenostomy, 141

choledochogastrostomy, 9

choledochotomy, 141

choledochus, 9

cholelithiasis, 137

cholelithotomy, 141

cholesterol, 9

chololithiasis, 9

chondroarthritis, 9

chondroblastoma, 9

choriocarcinoma, 9, 178

chorionic villi sampling, CVS, 189

chromocyte, 9

chromosome, 9

chronic active hepatitis, CAH, 138

chronic glomerulonephritis, CGN, 149, 204

chronic hypertrophic rhnitis, CHR, 277

chronic inflammatory bowel disease, 137

chronic kidney disease, CKD, 148

chronic lymphocytic leukemia, CLL, 116

chronic myelogenous leukemia, CML, 116

chronic obstructive pulmonary disease, COPD, 125

chronic otitis media, COM, 268

chronic paranasal sinusitis, CPS, 277

chronic persistent hepatitis, CPH, 138

chronic pyelonephritis, CPN, 149

chronic renal failure, CRF, 149

chronic sinusitis, CS, 277

chronic venous insufficiency, CVI, 104

chronic, 62

circling procedure, 258

circulation, 47

circulation, movement, sensation, CMS, 102

circumcision, 9, 211

circumstantiality, 227

cisternal puncture, 86

clang association, 227

clavicle fracture, 204

clay colored stool, 134

clear liquid diet, 53

clear, 51

cleft lip, 204

cleft palate, 204

cleidotomy, 10

climacteric period, 178

climbing stair, 63

clinical nurse specialist, 72

closed bed, 64

cloudy, 224

clubbing finger, 124

clubfoot, 200

coagulation time, CT, 117

coarctation of aorta, COA, 204

cochlear implant, 270

coffee ground like, 51

cold intolerance, 43

cold sweating, 44

cold wet dressing, 248

cold wet packing, 65

colic, 41, 135

colitis, 10

collar, 88

colofixation, 10

color vision test, 257

colon cancer, 137

colon irrigation, 66

coloncancer, 10

colonofiberscopy, 139

colonoscopy, 10, 139

colorectal surgery, 68

colostomy, 24, 142

colostrum, 188

colpocele, 10

colpooplasty, 10

colposcopy, 179

coma, 82

coming morning, 55

common bile duct stone, CBD stone, 137

compartment syndrome, 159

complain of, 60

complete blood cell differential count, CBC DC, 117

compression fracture, 159

compulsive behavior, 225

computer optometry, 257

computerized tomography scan, 50

conditioning, 236

condom, 180

conductive deafness, 267

condylectomy, 10

confabulation, 227

confrontation test, 257

confrontation, 236

confusion, 224

congenital dislocation of the hip, CDH, 204

congenital glaucoma, 255

congenital heart disease, 204

congenital hypothyroidism, 204

congenital lactase deficiency, 204

congenital malformation, 204

congenital megacolon, 204

congenital rubella syndrome, 204

congenital syphilis, 204

congestive heart failure, CHF, 10, 104

conjugate ocular movement, 253

conjunctivitis, 255

constipation, 41, 135

consult a doctor, 64

consult, 45

contact dermatitis, 247

contact lenses, 260

continuous ambulatory peritoneal dialysis, CAPD, 151

continuous passive motion machine, CPM, 161

continuous positive airway pressure, CPAP, 128

continuous, 62

contraception, 180

contraction tress test, 189

contracture, 158

contraindication, 10

contusion, 157

conversion disorder, 233

convulsion, 43, 82

Coombs' test, 117

cornea transplantation, 258

corneal abrasion, 255

corneal ulcer, 255

corneitis, 10, 256

coronary artery bypass graft, CABG, 59, 108

coronary artery disease, CAD, 104

coronary care unit, 68

corticosteroid, 87

cortison suppression test, 96

coryza, 277

cough, 40, 124

counter-transference, 226

coxarthritis, 10

coxodynia, 10

crackle, 48

cramp, 42

craniectomy, 87

cranioplasty, 10

craniotomy, 10, 87

cretinism, 95

cricothyreotomy, 286

cricothyroidotomy, 286

cricotracheotomy, 128

cross matching, 117

croup, 124, 204

crowning, 188

crust, 246

crutch, 161

cryalgesia, 11

cryosurgery, 180

cryotherapy, 11, 248

cryptorchidism, 204

curettage, 180, 248

Curling's ulcer, 137

current health status, 44

Cushing's syndrome, 95

cutaneous ureterostomy, 151

cutis marmoration, 200

cyanemia, 11

cyanosis, 11, 48

cyclocryotherapy, 258

cyclodialysis, 11

cyclopentolate, 11

cycloplegia, 255

cycloplegic, 258

cyst, 246

cystectomy, 151

cystitis, 11, 149

cystometrography, CMG, 151

cystorrhagia, 28

cystoscopy, 11, 49, 150

cytoma, 11

D

dacryoadenitis, 11

dacryorrhea, 253

dactylosymphysis, 11

dead fetus in uterus, DFU, 186

dead on arrival, 45

deafness, 267

debridement, 162, 248

decompression laminections with fusions, 87

decubitus ulcer, 247

deep tendon reflex, DTR, 86

deep vein thrombosis, DVT, 105

defibrillation, 11, 107

deformity of joint, 158

degenerative joint arthritis, DJA, 159

degenerative joint disease, DJD, 159

dehydration, 11, 135

delirium, 224

delivery, 46

delivery room, 68

delusion of being controlled, 227

delusion of grandeur, 227

delusion of jealousy, 227

delusion of persecution, 227

delusion of reference, 227

delusion of religion, 227

delusion, 227

delusional disorder, 232

dementia, 229

denial, 224

dental caries, 200

dentalgia, 11

dentist, 11, 71

dentistry, 68

Denver development screening test, DDST, 209

depression, 115, 226

derealization, 224

dermabrasion, 248

dermatitis, 11

dermatology, 68

dermoid cyst, 178

dermoid, 11

destructive behavior, 225

development, 212

developmental dysplasia of hip, DDH, 204

deviated nasal septum, DNS, 277

diabetes insipidus, DI, 95

diabetes mellitus diet, DM diet, 97

diabetes mellitus, DM, 95

diabetic diet, 53

diabetic ketoacidosis, DKA, 95

diabetic neuropathy, 93

diabetic retinopathy, 93

dialysis disequilibrium syndrome, DDS, 149

diameter, 12

diaper dermatitis, 204

diaper rash, 204

diarrhea, 29, 41

dietitian, 71

difficult, 60

difficulty in urination, 147

digitalis glycoside, 108

dilatation and curettage, D&C, 180

dilatation and evacuation (of uterus), D&E, 190

diminish, 48

diopter, 257

diphtheria, 205

diplopia, 12, 255

direct laryngoscopy, DL, 286

disability, 12

discectomy, 87

discharge, 44

discontinue, 45, 55

dislocation, 158

disseminated intravascular coagulation, DIC, 116

dissociative disorder, 232

distension, 135

distilled water, 58

disturbance of consciousness, 224

disturbance of thinking, 227

diuretics, 108

diverticulitis, 137

dizziness, 40, 266

do not resuscitation, 45

doctor of Chinese medicine, 71

doll's eyes reflex, 209

Doppler ultrasound, 106

dorsalgia, 12

dorsiflexion, 12

dorsodynia, 12

Down's syndrome, 205

dress, 46

dribble, 147

drowsiness, 224

drowsy, 43, 82, 224

drug abuse, 231

drug addiction, 230

dryness, 44

Duchenne muscular dystrophy, 205

dull, 48

dumping syndrome, 137

duodenal ulcer, DU, 12, 137

duodeno-jejunostomy, 12

during hospitalization, 64

dwarfism, 95

dysarthria, 227

dysfunctional uterine bleeding, DUB, 176

dysmenorrhea, 12, 176

dysosmia, 276

dyspepsia, 25, 135

dysphagia, 25, 135, 285

dysphasia, 25, 82

dysphonia, 285

dysplasia, 186

dyspnea on exertion, DOE, 124

dyspnea, 12, 124

dystocia, 186

dysuria, 147

E

ear, nose & throat, 68

early intervention, 211

earwax, 267

eating disorder, 230

ecdemic, 12

echocardiography, 106

echoencephalography, 86

echolalia, 228

echopraxia, 225

eclampsia, 186

ecstasy, 226

ectopic implantation, 186

ectopic pregnancy, 12, 186

ectropion, 254

eczema, 200, 247

edema, 44

elation, 226

electric cauterization, 278

electrocardiogram, ECG, EKG, 15, 106

electrocardiography, 50

electrocauterization, 180

electroconvulsive therapy, ECT, 235

electroencephalography, EEG, 50, 86

electrolyte, 13

electromyogram, 15

electromyography of external sphincter, 151

electromyography, EMG, 86

electronystagmography, ENG, 269

electroretinography, 257

electrotherapy, 13

elemental diet, 53

embryo transfer, ET, 180

embryo, 185

emergency room, 68

emesis, 136

empathy, 236

emphysema, 125

emulsion, 58

encephalitis, 13, 205

encephaloma, 13

end stage renal disease, ESRD, 149

endocervical curettage, ECC, 180

endocrine, 13

endocrinology & metabolism, 69

endolymphatic decompression, ELOP, 270

endometrial biopsy, 179

endometrioma, 178

endometriosis, 178

endometritis, 178

endoscope, 13

endoscopic injection sclerotherapy, 59

endoscopic variceal sclerosis, 59

endoscopy injection sclerothearpy, EIS, 140

endoscopy retrograde cholangio-
    pancreatography, ERCP, 140

endoscopy, 49

endotracheal intubation, on Endo., 128

endovenitis, 33

enema, 66

entembole, 13

enteritis, 13

enterogastritis, 13

entocranial, 13

entorrhagia, 13

entropion, 254

enucleation of eyeball, 258

epicondyle, 10

epidural hematoma (hemorrhage), EDH, 84

epidural, 14

epiglottitis, 205, 285

epilation, 258

epilepsy, 82, 205

epinephrine, 14

episiotomy, EP; Ep, 190

epistaxis, 276

erotic delusion, 227

eructation, 135

erythema, 102, 200

erythremia, 13

erythroblast, 8

erythrocytopenia, 24

erythrocytosis, 14

erythropoietin, EPO, 151

esophageal variceal ligation, EVL, 140

esophageal varices bleeding, EV bleeding, EVB, 137

esophageal varices ligation, 59

esophageal varices, EV, 137

esophagitis, 14

esophagoduodenostomy, 142

esophagography, 14

esophagus cancer, 137

esotropia, 256

euphoria, 226

eustachian tube inflation, 270

evoked potential, EP, 86

excessive sweating, 44

excision, 14

exercise, 63

exhalation, 14

exhibitionism, 232

exophthalmometry, 257

exophthalmos, 93

exotropia, 256

expected date of confinement, EDC, 185

expectoration, 124

exploratory laparotomy, 142

expressive aphasia, 84

exterinsic laryngeal cancer, ELC, 285

external fixation, 162

external hemorrhoid, 138

external ventricular drain, 87

extra capsular cataract extraction, 59

extra capsular lens extraction, 59

extracapsular cataract extration, ECCE, 258

extracellular, 14

extracorporeal shock wave lithotripsy, ESWL, 59, 152

extradural, 14

extrapyramidal syndrome, EPS, 230

exudative, 51

eyedrops, 58

eyestrain, 42

F

face pain rating scale, 209

facial nerve paralysis, 205

failure to thrive, 205

fainting, 40

false labor, 185

family history, 46

family medicine, 68

family therapy, 235

fatigue, 44

fatty liver, 137

fear, 226

febrile convulsion, 205

femoral artery, 14

femorocele, 14

femur fracture, 159

fetal distress, 186

fetal heart beats, FHB, 189

fetal heart monitoring, 189

fetal heart rate, FHR, 189

fetal heart sound, FHS, 189

fetal monitor, 189

fetal movement, FM, 188

fetishism, 232

fetus, 185

fever, 44

fever of undetermined origin, FUO, 205

fever of unknown, FOU, 205

fibrillation, 14

fibrin degradation products, FDPs, 117

fibroma, 14, 178

fibula fracture, 159

find, 60

first degree A-V block, 104

fistulectomy, 142

fixation, 230

flat affect, 226

flatulence, 41

flatus, 41

flight of idea, 228

fluid diet, 53

fluorescein fundus angiography, FAG, 257

foley training, 67

folic acid deficiency anemia, 116

folliculitis, 247

follow up, 45

follow-up visit, 64

forced expiratory volume in one second, FEV1,
    127

forearm, 14

foreign body in the external ear, 267

formication, 228

foul, 51

fracture, Fr. or Fx., 159

fremitus, 48

frequency, 268

frequency of menstruation, 42

frequency of urine, 147

frontalis sling, 258

frozen section, 247

full diet, 53

full term in labor, 185

fulminant hepatitis, 138

functional endoscopic sinus surgery, FESS, 278

fundus photography, 257

funduscopy, 257

G

gait, 47

gall stone, 137

gallbladder cancer, 137

gamete intra-fallopian transfer, GIFT, 180

gangrene, 102

gap reflex, 209

gasteralgia, 6, 15

gastralgia, 135

gastrectasia, 12

gastrectomy, 15

gastric analysis, 140

gastric carcinoma, 137

gastric ulcer, GU, 137

gastritis, 18, 137

gastroduodenostomy (Billroth I), 142

gastrodynia, 12

gastroenteritis, 137

gastroenterology, 69

gastroesophageal reflux disease, GERD, 138

gastrointestinal bleeding, 138

gastrointestinal series, 140

gastrojejunostomy (Billroth II), 142

gastroptosis, 27

gastroscope, 15, 29

gastroscopy, 49

gastrostomy feeding, 140

gastrostomy, 142

gastrotomy, 24

gender identity, 230

general medicine, 69

general surgery, 69

generalized, 61

genu valgum, 200

genu varum, 200

geriatric medicine, 69

German measles, 205

gestation diabetes mellitus, GDM, 186

gestation, 185

giant baby, 200

gigantism, 95

gingivitis, 15

gingivoplasty, 15

glare, 254

Glasgow coma scale, GCS, 86

glaucoma, 255

global aphasia, 84

glomerulonephritis, 149

glossitis, 15

glossocele, 15

glucose, 15

glucose-6-phosphate dehydrogenase deficiency,
    G-6-PD deficiency, 205

glycemia, 15

glycogen, 15

glycolysis, 20
glycosuria, 94
glycosylated hemoglobin, HbA$_{1c}$, 96
gonioscopy, 257
gonorrhea, 178
gout, 160
gouty arthritis, 159
gradual, 62
graft-versus-host disease, GVHD, 116
granulocyte cell-stimulating factor, G-CSF,
   GCSF, 118
grasp reflex, 209
Grave's disease, 95
gravida 0, G$_0$, 185
gravida 1, G$_1$, 185
gravida, G, 185
gravidity, G, 185
gray stool, 200
greenish, 52
grief, 226
grommet tube, 270
ground diet, 53
group psychotherapy, 235
guilty delusion, 227
gustatory hallucination, 229
gynecatoptron, 15
gynecology, 15, 69

H

habitual abortion, 190
halitosis, 135
hallucination, 228
halo vision, 254
hand tremors, 94
hand-foot-mouth disease, 205
head circumference, HC, 209
head injury, HI, 84
head nurse, 72
headache, 40, 83
health status, 47
healthy, 60
hearing aids, 270

hearing impairment, 267
hearing loss, 267
heart disease, 104
heart transplantation, 108
heartburn, 135
heat intolerance, 44, 94
heat lamp, 65
hemacelinosis, 16
hemangiofibroma, 16
hemangioma, 16, 205
hematemesis, 13, 135
hematology & oncology, 69
hematolysis, 16
hematoma, 84
hematopoietic stem cell transplantation, HSCT,
   211
hematuria, 16, 147
hemianopias, 83, 254
hemilaminectomy, 87, 286
hemiopia, 16
hemiparesis, 83
hemiplegia, 16, 26
hemodialysis, HD or H/D, 12,151
hemoglobin, Hb, 117
hemolysis, 16
hemolytic disease of the newborn, HDN, 205
hemophilia, 116, 205
hemoptysis, 124
hemorrhage, 28
hemorrhoid, 16, 138
hemorrhoidectomy, 142
hemostasis, 30
hemothorax, 125
hepatectomy, 16
hepatic coma, 135
hepatic encephalopathy, 138
hepatic failure, 138
hepatic tumor, 138
hepatitis, 138
hepatocellular carcinoma, HCC, 138
hepatocirrhosis, 16
hepatoma, 16

hepatomegaly, 135

hepatorenal syndrome, 138

hernia, 16, 138

herniated intervertebral disc, HIVD, 85

hernioplasty, 142

herniorrhaphy, 16, 142

herpangina, 205, 285

herpes simplex, 247

herpes zoster, 247

herpes, 247

herpetic gingivostomatitis, 206

herpetic stomatitis, 285

hesitancy, 147

heterogeneous, 16

heterosexual, 16

hiccup, 41

hidrosadenitis, 16

hidrosis, 16

high residue diet, 53

high-calorie diet, 53

high-carbohydrate diet, 53

high-fat diet, 53

high-protein diet, 53

hign-fiber diet, 53

hip fracture, 159

Hirschsprung's disease, 204

history, 46

hives urticaria, 200

hoarseness, 124

Hodgkin's disease, 116

Holter EKG monitor, 106

homograft, 17

homosexual, 17

hordeolum, 255

hormonal replacement therapy, HRT, 180

hot wet compress, 66

hot-water bottle, 66

hunger, 41

hyaline membrane disease, HMD, 206

hydatidiform mole, 187

hydramnion, 187

hydration, 128

hydrocele, 206

hydrocephalus, 17, 84, 206

hydrolysis, 20

hydronephrosis, 17, 149

hydrophobia, 25

hydrosalpinx, 178

hyperactivity, 225

hyperbaric oxygen therapy, HBO, 107

hyperbilirubinemia, 206

hypercalcemia, 94

hypercapnia, 124

hypercholesteremia, 102

hyperemesis gravidarum, 187

hyperemesis, 13

hyperglycemia, 17, 94

hyperglycemic hyperosmolar nonketotic coma, HHNK, 96

hyperglycemic hyperosmolar state, HHS, 96

hyperkalemia, 94

hyperlipemia, 102

hypermnesia, 229

hypernatremia, 94

hyperopia, 23, 255

hyperparathyroidism, 96

hypertension, 17

hypertension, HT, H/T, 104

hypertensive cardiovascular disease, HCVD, 104

hyperthyroidism, 96

hyperventilation, 124

hypesthesia, 14

hypnosis, 235

hypoactivity, 225

hypoalbuminemia, 148

hypoallergenic diet, 53

hypocalcemia, 94

hypochondria, 231

hypodermic injection, 56

hypoesthesia, 17

hypoglycemia, 17, 94

hypokalemia, 94

hypomenorrhea, 176

hyponatremia, 94

hypopituitarism, 96

hypospadia, 206

hypothyroidism, 96

hypoventilation, 124

hypovolemic shock, 104, 135

hypoxemia, 124

hypoxia, 124

hysterectomy, 17, 180

hysteria, 226

hysteroptosis, 17, 27

hysterorrhexis, 29

hysterosalpingography, 15, 179

I

ice pillow, 66

icteric sclera, 135

idiopathic thrombocytopenia purpura, 206

ileostomy, 17

ileus, 17, 138, 206

ill, 61

illusion, 229

immersion hydrotherapy, 248

immunofluorescence test, IF test, 248

immunology, 68

immunotherapy, 210

impaired memory, 229

imperfourate anus, 202

impetigo, 206

implant hearing devices, 270

implantable cardioverter-defibrillator, 59

impression, 52

in addition to, 62

in shape, 62

in vitro fertilization, IVF, 180

inadequacy, 17

inappropriate, 226

incentive spirometry, 128

incision and curettage, I&C, 258

incoherence, 228

increased intracranial pressure, IICP, 85

incubator, 211

indigestion, 41, 135

induced abortion, 190

induction of labor, 190

infant intensive care unit, 69

infant respiratory distress syndrome, 206

infant, 212

infectious disease medicine, 69

inferior caval vein, 17

inferocostal, 17

infertility, 178

infiltration, 52

inflammation, 44

influenza, 206

inframammary, 17

infrapubic, 17

inguinal hernia, 18, 206

inguinodynia, 18

inhalation, 56

injection, 56

insight, 229

insomnia, 43

insulin, 97

intellectual insight, 230

intelligence quotient, IQ, 234

intensity, 269

intensive coronary care unit, 69

intercellular, 18

intermittent catheterization program, ICP, 151

intermittent claudication, 102

intermittent mandatory ventilation, IMV, 129

intermittent positive pressure breathing, IPPB, 129

intermittent, 62

intern, 71

internal fixation, 162

internal hemorrhoid, 138

interrupt, 61

interval, 188

intervertebral, 18

intestinal obstruction, 138

intraarterial, 18

intracapsular cataract extraton, ICCE, 258

intracerebral hematoma, ICH, 85

intracorporeal lithotripsy, 142

intracranial hemorrhage, ICH, 85

intracranial pressure, ICP, 85

intradermic injection, 56

intramuscular injection, 56

intraocular lens implantation, IOL implant, 258

intraocular pressure examination, IOP, 257

intrauterine adhesion, IUA, 176

intra-uterine contraceptive device, IUCD; IUD,
    181

intrauterine fetal death, IUFD, 187

intrauterine growth retardation, IUGR, 187

intravenous cholangiography, IVC, 49, 140

intravenous drip, 56

intravenous injection, 57

intravenous pyelography, IVP, 59, 150

intrinsic laryngeal cancer, ILC, 285

introflexion, 18

introsusception, 18, 206

intussusception, 206

iridectomy, 259

iridescent vision, 254

iritis, 256

iron combining capacity, TIBC, 117

iron deficiency anemia, IDA, 116

irregular heart beat, 102

irrelevance, 228

irritable bowel syndrome, IBS, 138

ischemic heart disease, IHD, 104

ischemic stroke, 85

ishihara chart, 257

isocoria, 18

isotonic, 18

itching, 42

J

Japanese encephalitis, 206

jaundice, 41, 135

joint pain, 42, 157

jugular venous engorgement, JVE, 102

juvenile diabetes, 206

juxtaglomerular, 18

K

Kasai's procedure, 211

Kawasaki's disease, 206

keratitis, 18, 256

keratopathy, 18

keratoplasty, 259

keratotomy, 259

kernicterus, 206

ketoacidosis, 18

ketogenic diet, 210

ketonuria, 18, 94

kidney, ureter, bladder, KUB, 150

kinesimeter, 18

kinesiology, 18

Koplik's spot, 200

Kussmaul's breathing, 94

kyphos, 158

L

L. ante cibum, before meal, 55

L. ante meridiem, before noon, 55

L. ante, before, 55

L. auris dexter, right ear, 57

L. auris sinister, left ear, 57

L. auris unitas, both ears, 57

L. bis in die, twice a day, 55

L. hora somni, at bed time, 55

L. nulla per os, nothing by mouth, 55

L. oculus dexter, right eye, 57

L. oculus sinister, left eye, 57

L. oculus unitas, both eyes, 57

L. per os, by mouth, 57

L. post cibum, post meal, 55

L. post meridiem, afternoon, 55

L. pro re nata, as needed, 55

L. quaque die, everyday, 55

L. quaque hora, every hour, 55

L. quaque mane, every morning, 55

L. quaque nocte, every night, 55
L. quaque other die, every other day, 55
L. quaque other hora, every other hour, 56
L. quarter in diem, four times a day, 56
L. si opus sit, one dose if necessary, 56
L. statim, immediately, 56
L. ter in die, three times a day, 56
labor pain, 188
labor, 185
labyrinthectomy, 270
labyrinthine vertigo, 267
labyrinthitis, 267
laceration of perineum, 187
lamellar refractive keratoplasty, LK, 259
lameness, 42
laminectomy, 87
lanugo, 201
laparacele, 19
laparoscope, 19
laparoscopic assisted vaginal hysterectomy, LAVH, 181
laparoscopic cholecystectomy, 142
laparoscopy, 49, 140
laparotomy, 19
large amount enema, 67
large for gestational age, LGA, 187
laryngalgia, 19, 285
laryngeal cancer, 285
laryngeal obstruction, 285
laryngectomy, 286
laryngendoscope, 286
laryngitis, 18, 19, 285
laryngomalacia, 206
laryngoscopy, 286
laryngospasm, 285
laryngostat, 285
laser photocoagulation, 259
laser therapy, 248
laser trabculoplasty, LTP, 259
last menstrual period, LMP, 186
lateral position, 65
lateral ventricle, 19

lateroflexion, 19
lentectomy, 259
lesion, 46
leucopenia, 115
leucorrhea, 176
leukemia, 116
leukocyte, 19
leukocytopenia, 24
leukocytosis, 116
leukorrhea, 176
lightening, 188
limb cool, 102
limitation in motor activity, 42
lingula, 19
linguopapillitis, 19
lipoma, 23
liposuction, 19
liquid diet, 53
liquid, 58
lithaemia, 19
lithium therapy, 235
lithotripsy, 19
liver biopsy, 140
liver cirrhosis, LC or L/C, 138
liver transplantation, 142
lobectomy, 128
local medical doctor, 71
lochia, 188
lockjaw, 201
long-term, 63
loop electrosurgical excision procedure, LEEP, 181
loosing of association, 228
lotion, 58
low back pain, LBP, 160
low cholesterol diet, 107
low fat diet, 107
low purine diet, 161
low residue diet, 53
low salt diet, 107
low sodium diet, 107
low-calorie diet, 54

low-cholesterol diet, 54

lower gastrointestinal endoscopy, 49

lower segment transverse, LST, 191

low-fat diet, 54

low-fiber diet, 54

low-protein diet, 54

low-purine diet, 54

low-salt diet, 54

low-sodium diet, 54

lumbago, 19

lumbar puncture, LP, 19, 86

lung abscess, 126

lung biopsy, 127

lung cancer, 126

lung fibrosis, 124

lung transplantation, 128

lymph node enlargement, LN enlargement, 115

lymphatic metastasis, 115

lymphedema, 115

lymphemia, 20

lymphoblast, 20

lymphocyte, 11

lymphoma, 23

lymphostasis, 30

M

macromania, 20

macromastia, 20

macular degeneration, 256

macule, 246

magnetic resonance imaging, 50

major depressive disorder, 232

maldigestion, 20

malignant lymphoma, 116

malignant, 20

mammectomy, 20

mammography, 20, 49

mania, 232

manic depressive psychosis, MDP, 232

manipulative behavior, 225

mannerism, 225

manners, 47

marital status, 46

masochism, 232

mass, 52

mastitis, 20, 187

mastoidectomy, 270

mastoiditis, 268

mastoplasty, 20

may-be discharge, 45

measles, 207

meconium aspiration syndrome, MAS, 207

meconium stain, MS, 188

mediastinoscopy, 127

medical laboratory, 69

medical radiation technologist, 71

medical specialist, 71

medical technologist, 71

megacolon, 20

megalgia, 20

megalocyte, 20

melancholia, 232

melanoma, 20

melanosis, 20

memory impairment, 83

memory loss, 43

menarche, 46

Meniere's syndrome, 268

meningitis, 21, 85

meningocele, 21, 207

menopause, 21, 176

menorrhagia, 42, 177

menorrhalgia, 177

mental retardation, MR, 229

mental status, 47

menthol packing, 141

mesocephalon, 21

metabasis, 21

metabolic acidosis, 124

metabolic alkalosis, 124

metabolism, 21

metered dose inhaler, MDI, 128

metreurysis, 21

metroptosis, 21

microlaryngoscopy, ML, 286
microneurosurgery, 87
microscope, 21
microsomia, 21
midnight, 56
mild, 63
milia, 201
mini mental status evaluation, MMSE, 234
Minnesota multiphasic personality inventory,
   MMPI, 234
miocardia, 8
miosis, 254
miotics, 258
miss swallowing, 212
missed abortion, 190
mitral regurgitation, MR, 104
mitral stenosis, MS, 105
mobility, 47
moderate, 63
modified radical mastectomy, 59
modified radical mastoidectomy, MRM, 270
moisture of skin, 47
molding, 201
mongolian spot, 201
monococcus, 21
monocyte, 21
mood disorder, 232
mood state, 47
mood-stabilizer, 235
morning sickness, 188
moro reflex, 209
motion sickness, 267
motor disturbance, 83
moving to side of bed, 65
mourning, 226
mucocele, 21
mucoenteritis, 21
mucositis, 286
mucous, 52
multipara, 21, 186
multiple fracture, 21
multiple myeloma, MM, 116

multiple personality, 231
multiple sclerosis, MS, 85
mumps, 207
murmur, 48, 102
muscae volitantes, 256
muscle pain, 42
muscle power, MP, 86
muscular atrophy, 158
muscular dystrophy, 207
muscular flaccid, 158
muscular hypertrophy, 158
muscular pain, 158
muscular weakness, 158
mutism, 228
myalgia, 158
myasthenia gravis, MG, 85
myatrophy, 22
mydriasis, 254
mydriatics, 258
myelitis, 22
myelography, 49, 86
myeloma, 22
myelomeningocele, 207
myocardial infarction, MI, 105
myocarditis, 105
myoma, 22
myoma of uterus, 179
myomectomy, 181
myopia, 23, 256
myringectomy, 211
myringoscope, 269
myxedema coma, 94
myxedema, 94

N

narcissism, 233
narcolepsy, 22
nasal balloon, 278
nasal bone fracture, 277
nasal douche, 278
nasal irrigation, 278
nasal lavage, 278
nasal obstruction, 40, 276

nasal packing, 278

nasal pharyngeal carcinoma, NPC, 126

nasal polypectomy, 278

nasal polyps, 277

nasal septal defect, NSD, 277

nasal septal deviation, 277

nasal septal reconstruction, NSR, 278

nasal septum reconstruction, NSR, 278

nasal speculum examination, 278

nasal spray, 279

nasitis, 277

nasoendoscopy, 278

nasogastric tube care, NG care, 66

nasogastric tube feeding, NG feeding, 66

nasogastric tube insertion, 66

nasopharynegeal biopsy, 278

nasopharyngeal carcinoma, NPC, 22, 277

nasopharyngoscopy, 278

nasosinusitis, 22

nausea, 41, 135

nebulizer, 128, 211

necrencephalus, 22

necrosis tissue, 102

necrosis, 22

necrotizing enterocolitis, NEC, 207

negative reinforcement, 235

negative symptom, 231

negative, 52

negativism, 225

neologism, 228

neonatal asphyxia, 7, 207

neonatal intensive care unit, 69

neonatal polyerythremia, 207

neonate, 212

neoplasm, 22

nephrectomy, 22

nephrocentesis, 8

nephrohydrosis, 22

nephrolithotomy, 152

nephrology, 69

nephropathy, 24

nephrostomy, 152

nephrotic syndrome, NS, 149

neuralgia, 22, 158

neurogenic bladder, 83

neurogenic shock, 83

neuroleptic induced Parkinsonism syndrome, 230

neuroleptic malignant syndrome, NMS, 231

neurology, 69

neuromyelitis, 22

neurospasm, 29

neurosurgery, 69

neurosurgical intensive care unit, 69

neutral, 52

neutropenia, 115

new born screen, 210

newborn, NB, 212

night sweat, 44

nightmare, 43

no insight, 230

nocturia, 22, 148

nodule, 246

non-Hodgkin's lymphoma, NHL, 116

non-organic psychosis, 233

non-stress test, NTS, 189

normal diet, 53

normal spontaneous delivery, NSD, 191

notice, 61

nuclear medicine, 69

nullipara, 186

number of, 62

numbness, 83

nurse practitioner, 72

nyctalopia, 256

nystagmus, 254

O

obsessive compulsive neurosis, 233

obsessive-compulsive disorder, OCD, 233

obstetrics & gynecology, 69

obstetrics, 70

obstructive sleep apnea syndrome, OSAS, 277

obturator, 279

occasionally, 63

occipitoanterior, 189

occipitoposterior, 189

occipitotransverse, 189

occult blood, OB, 135

occupational therapist, 71

occupational therapy, OT, 88, 236

occupied bed, 64

ocular deviation, 254

odynophagia, 136

ointment, 58

olfactory function test, 278

olfactory hallucination, 229

oligohydramnios, 22

oliguria, 22, 148

omphalitis, 23, 207

omphalocele, 23, 201

on foley catheterization, 66

on squat, 63

on ventilator, 128

oncogene, 23

oncology, 23

one-hour period extended pad test, EPT, 150

oophoritis, 23

open bed, 64

open reduction internal fixation, 59

open reduction with internal fixation, ORIF, 162

operation room, 70

ophthalmology, 70

ophthalmoscope, 23

ophthalmoscopy, 257

oral administration, 57

oral anti-diabetic agent, OAA, 97

oral cancer, 139

oral contraception, 181

oral contraceptive, 181

oral glucose tolerance test, OGTT, 96

oral hypoglycemic agent, OHA, 97

oral pill, 181

oral rehydration solution, 54

orchidectomy, 23

orchidopexy, 23

orchitis, 23

organic brain syndrome, 233

orientation (test), 234

orthokeratology, 259

orthopedics, 70

orthopnea, 124

osmotic diuretic, 87

ossiculoplasty, 270

ostarthritis, 23

osteitis, 23

osteoarthritis, OA, 159

osteogenesis imperfecta, OI, 207

osteomyelitis, 160

osteoporosis, 23, 160

osteotomy, 162

otalgia, 266

otitis externa, 268

otitis media, 268

otitis medium, 24

otolith, 266

otophone, 24

otoplasty, 270

otorrhea, 266

otosclerosis, 268

otoscope, 269

otoscopy, 269

out-of-hospital cardiac arrest, 45

outpatient department, 70

ovarian cyst, 24

ovarian hyperstimulation syndrome, OHSS, 178

ovariocyesis, 24

ovary cancer, Ov. Ca., 178

overflow incontinence, 150

oxygen hood, 211

oxygen saturation, 126

oxygen tent, 211

oxygen therapy, 129, 211

oxytocin challenge test, OCT, 189

P

packed red blood cell, PRBC, 118

pain, 44

painless labor, 191

painless neuropathy, 94

pale conjunctiva, 115

pallor, 158

palpitation, 40, 102

pancreatic cancer, 139

pancreatitis, 24, 139

pancreatoduodenostomy, 24

pancytopenia, 115

panendoscopy, 49

panendoscopy, PES, 140

panic, 226

Papanicolaou smear, Pap. smear, 179

papule, 246

para, P, 186

paralysis, 24, 83, 158

paralytic ileus, 139

paramnesia, 229

paranoia, 233

paraortic, 24

paraplegia, 26

paresthesia, 158

Parkinson's disease, 85

paroxysmal atrial tachycardia, PAT, 105

paroxysmal nocturnal dyspnea, PND, 124

paroxysmal supraventicular tachycardia, PSVT, 105

partial insight, 230

partial laryngectomy, 287

past health status, 44

past history, 46

pastoral counseling, 236

patch testing, 248

patch, 246

patent ductus arteriosus, PDA, 207

pathology, 19, 70

patient controlled analgesia, PCA, 191

peak flow measurement, 127

peak flow meter, 127

pectus carinatum, 201

pectus excavatum, 201

pediatric intensive care unit, 70

pediatric trauma score, 210

pediatrics, 24, 70

pedophilia, 233

pelvic congestive syndrome, PCS, 178

pelvic examination, 179

pelvic fracture, 159

pelvic inflammatory disease, PID, 178

pelvic traction, 161

pelvic, 24

pelvimetry, 189

pelvioplasty, 24

penetrating keratoplasty, PK, 259

Penicillin (skin) test, 57

peptic ulcer, PU, 139

per rectum, 57

per vaginal, PV, 179

percutaneous carotied arteriogram, 86

percutaneous ethanol injection therapy, PEIT, 141

percutaneous needle biopsy, 51, 127

percutaneous nephrolithotripsy, 59

percutaneous nephrostomy lithotripsy, PCNL, 152

percutaneous nephrostomy, PCN, 59, 151

percutaneous renal biopsy, 151

percutaneous transhepatic cholangiography and drainage, PTCD, 141

percutaneous transluminal angioplasty, PTA, 107

percutaneous transluminal coronary angioplasty, PTCA, 59, 107

perforation of the tympanic membrane, 268

perforation peptic ulcer, PPU, 139

pericardial window procedure, 108

pericardiocentesis, 107

pericardiotomy, 108

pericarditis, 105

perimetry, 257

perineal care, 65

perineorrhaphy, 28, 191

periodontosis, 25

periostitis, 25

peripheral arterial disease, PAD, 105

peripheral arterial occlusive disease, PAOD, 105

peripheral blood stem cell transplantation, PBSCT, 118

peripheral cyanosis, 102

peripheral parenteral nutrition, PPN, 141

peripheral vascular disease, PVD, 105

peripherally inserted central catheter, PICC, 118

peritoneal dialysis, PD or P/D, 151

peritonealgia, 25

peritoneocentesis, 25

peritonitis, 25, 139

Permcath catheter, 152

pernicious anemia, 116

personal hygiene, 46

personality disorder, 233

pertussis, 207

pessary, 181

phacoemulsifieaion, 259

phantom pain, 158

pharmacist, 71

pharmacy, 70

pharyngitis, 25, 286

pharyngotonsillitis, 25

phenylketonuria, PKU, 207

pheochromocytoma, 96

phlebeurysma, 25

phlebothrombosis, 25

phonocardiogram, 26

photophobia, 25, 254

photopsia, 26

phototherapy, P/T, 26, 211, 248

physical assistant, 72

physical therapist, 71

physiotherapy, PT, 88

pica, 233

pitting edema, 102

placebo, 235

placenta previa, 187

plaque, 246

plastic paris cast, PP cast, 161

plastic surgery, 70

platform posturography, 269

play therapy, 236

pleural effusion, 26, 126

pleural pleurodesis, 129

pleuralgia, 125

pleurocentesis, 26

pneumatic retinopexy, 259

pneumococcal vaccine, 210

pneumonectasia, 26

pneumonectomy, 129

pneumonia, 26, 126

pneumonitis, 126

pneumothorax, 126

poikilothermia, 103

poliomyelitis, 207

polydactylia, 201

polydipsia, 26, 94

polyp, 139

polypectomy, 142

polyphagia, 94

polyuria, 26, 95, 148

poor appetite, 136

port-A, 118

position support, 65

positive end-expiration pressure, PEEP, 129

positive, 52

positron emission tomography, 50

postcoital test, 179

posteroanterior, 26

postesophageal, 26

postmature infant, 212

postmortem care, 67

postoperative bed, 64

postoperative care, 67

postoperative room, 70

post-operative, 56

post-partum care, 67

postpartum hemorrhage, PPH, 187

postpartum tubal ligation, PPTL, 181

postterm infant, 212

postterm labor, 185

posttraumatic stress disorder, PTSD, 233

postural drainage, 211

powder, 58

precede, 61

precipitious labor, 185

precordial oppression, 40

precordial pain, 40

preeclampsia, 26

pregnancy test, 189

pregnancy, 46

premature contraction, 105

premature infant, 212

premature labor, 185

premature rupture of membrane, PROM, 188

premature, 26, 185

premenstrual syndrome, PMS, 178

preoperative care, 67

pre-operative, 56

presbycusis, 267

presbyopia, 256

preschooler, 212

present illness, 46

presentation, 190

preservation, 228

pressure support ventilation, PSV, 129

preterm infant, 212

primary close angle glaucoma, PCAG, 255

primary nurse, 72

primary open angle glauloma, POAG, 255

primipara, 27, 186

proctitis, 27

proctoscopy, 27

proctosigmoidoscopy, 140

prognosis, 27

projection, 224

projective test, 234

prolapse, 27

prolonged labor, 187

prone position, 65

proptosis, 254

propulsive gait, 83

prostate cancer, 27

prostatectomy, 27

prostatic cancer, 149

prosthesis, 162

protein-free diet, 54

proteinuria, 148

proton pump inhibite, PPI, 141

pseudarthrosis, 27

pseudomenstruation, 201

Pseudomonas, 27

psoriasis, 247

psychoanalysis therapy, 236

psychoanalysis, 27, 234

psychodrama, 236

psychological test, 234

psychosis, 23

psychosomatic clinic, 70

psychosomatic disease, 233

psychotherapist, 72

psychotherapy, 30, 236

PTA with stent deployment, 107

PTCA with intracoronary stent, 107

puerperal fever, 187

puerperal hematoma, 187

pulmonary angiography, 127

pulmonary echogram, 127

pulmonary edema, 126

pulmonary embolism, PE, 126

pulmonary empyema, 126

pulmonary function test, PFT, 127

pulmonary stenosis, PS, 105

pulmonary tuberculosis, PTB, 126

pulselessness, 103

pupil dilation, 254

pure tone audiometry, PTA, 269

pure-tone, 269

purified protein derivative test, PPD test, 127

purpura, 117

purulent, 266

pustule, 246

pyelectasia, 27

pyelography, 15

pyelonephritis, 27, 149

pylorectomy, 27
pyloric obstruction, 139
pyloric stenosis, 207
pyloristenosis, 139
pyloroplasty, 142
pylorospasm, 27
pyoderma, 207
pyothorax, 27
pyrexia, 28
pyrosis, 135
pyrotoxin, 28
pyuria, 148

Q

quadriplegia, 83
quickening, 188

R

radial keratotomy, RK, 259
radiate to, 61
radical nephrectomy, 152
radioactive iodine(^{131}I) uptake, RAIU, 97
radioiodine therapy, 97
radiology, 70
radiotherapy, R/T, 118
rainbow halos, 254
rale, 48, 125
range of motion, ROM, 160
rapid neuroleption, RN, 235
rash, 48
rebounding pain, 48
receptive aphasia, 84
reciprocal inhibition and desensitization, 236
recovery room, 70
rectal bleeding, 41
rectal cancer, 28
rectocele, 28, 187
rectoscopy, 50
rectum cancer, 139
recurrent, 28
redness, 43

referred pain, 48
refracted disorder, 256
refractive examination, 257
regeneration, 28
registered nurse anesthetist, 72
registered nurse, 72
registered professional midwife, 71
regression, 224
regular diet, 53
regurgitation, 136
rehabilitation, 70
remission, 48
remove nasogastric tube, 66
renal abscess, 149
renal angiography, 150
renal calculus, 149
renal cell carcinoma, RCC, 149
renal colic pain, 148
renal failure, 28, 149
renal stone, 149
renal transplantation, 152
renopathy, 28
resident, 71
residual urine, 148
residue-free diet, 54
resistance, 231
resistant, 48
resonance, 48
respiratory acidosis, 125
respiratory alkalosis, 125
respiratory arrest, 201
respiratory care unit, 70
respiratory distress syndrome, RDS, 207
respiratory syncytial virus, 212
respiratory therapist, 71
rest pain, 103
restraint, 236
restrict, 64
restriction of water, 107
retained placenta, 187
retardation, 231
retinal detachment, RD, 256

retinitis, 28

retinopathy of prematurity, ROP, 208

retinopathy, 28, 256

retrocervical, 28

retrograde pyelography, 60

retroperitoneum, 28

Reye's syndrome, 208

Rh factor incompatibility, 187

rheumatic factor, RF, 160

rheumatic fever, 208

rheumatic heart disease, RHD, 104, 208

rheumatoid arthritis, RA, 159

rheumatoid nodules, 158

rheumatology, 68

rhinitis, 28, 277

rhinolalia, 276

rhinoplasty, 26, 278

rhinorrhea, 28, 201, 276

rhinoscopy, 278

rhonchus, 125

rigidity, 158

role play, 236

rooting reflex, 210

Rorschach test, 234

roseola infantum, 208

rubella, 205

Rubin test, 179

rule out, 52

rupture of membrane, 188

S

salpingitis, 178

salpingorrhaphy, 29

salpingoscopy, 269

sanguineous, 266

scale, 246

scanty menstruation, 176

scarf sign, 210

scartlet fever, 208

Schilling test, 117

schizophrenia, 233

school age, 212

scleral buckling, 259

scleara jaundice, 135

scleritis, 256

sclerotherapy of varicose vein, 108

scoliosis, 160

scrap, 248

seborrheic dermatitis, 247

seconary glaucoma, 255

second degree A-V block, 104

secondary to, 62

sedative, 235

segmental resection, 129

seizure, 83

self-awareness, 236

semicoma, 29

semi-fowler's position, 65

semiplegia, 29

Sengstaken-Blakemore tube insertion, 141

senile cataract, 255

senile dementia, 233

sensitivity test, 248

sensorineural deafness, 267

sensory disturbance, 83

septal defect occluder, 211

septic shock, 105

septicopyemia, 29

septomeatoplasty, SMP, 279

septoplasty, 279

sequela, 45

serosanguineous, 266

serous otitis media, SOM, 268

serous, 266

severe acute respiratory syndrome, SARS, 126

severe, 63

shadow, 52

shaken baby syndrome, 208

shampooing hair, 65

shaving, 67

shivering, 44

shortness of breath, SOB, 125

short-term, 63

show, 61

sick, 61

sigmoidectomy, 29

sigmoidoscopy, 29, 50

silicosis, 126

Sim's position, 65

single catheterization, 66

sinography, 29

sinus bradycardia, 105

sinus tachycardia, 105

sinusectomy, 279

sinusitis, 29, 277

skeletal traction, 161

skin dry desquamation, 115

skin erythema, 115

skin graft, 248

skin moist desquamation, 115

skin traction, 161

skin turgor, 248

sleep disturbance, 231

slimy, 52

slit lamp examination, 257

small amount enema, 67

small for gestational age, SGA, 187

sneeze, 40, 276

snore, 43, 276

social worker, 72

soft diet, 54

somatic delusion, 227

somatic hallucination, 229

somatic therapy, 235

somatization disorder, 233

somnambulism, 225

sore throat, 285

sound spectrography, 269

special mouth care, 65

speculum, 181

speech discrimination, 269

speech therapist, 72

speech, 269

spinal bifida, 208

spinal cord injury, SCI, 85

spinal fusion, 87

spinal muscle atrophy, 208

spirometer, 21

splenectomy, 30, 142

splenomegalia, 30

splenomegaly, 20, 136

splinting, 162

split thickness skin graft, 60

spondylitis, 30

spondylotomy, 30

spontaneous abortion, SA, 190

spontaneous bacterial peritonitis, SBP, 139

spontaneous rupture of membrane, SROM, 188

spoon-shaped finger nail, 115

spotting, 177

sprain, 158

spread to, 61

sputum acid-fast stain, sputum AFB, 127

sputum culture, 51

sputum cytology, 127

stapedectomy, 271

staphylitis, 286

staphylococcus, 10

start, 61

startle reflex, 210

steam inhalation, 57, 129

steatorrhea, 136

stepping reflex, 210

stereotype, 231

stiffness, 158

stillbirth, SB, 187

stomatitis, 136, 286

strabismus, 201, 256

strain, 158

strawberry mark, 201

streptococcus, 10

stress ulcer, 137

stress urinary incontinence, SUI, 150

striae gravidarum, 188

stridor, 125

student nurse, 72

stupor, 83, 225

sty, 255

subarachnoid hemorrhage, SAH, 85

subcutaneous, 57

subdural hematoma (hemorrhage), SDH, 30, 85

sublingual, 57

submucous resection, SMR, 287

submucous turbinectomy, 60

subnutrition, 30

substance abuse, 232

subtotal gastrectomy, 142

subtotal thyroidectomy, 97

sucking reflex, 210

suction, 67, 129

sudden infant death syndrome, SIDS, 208

sudden, 62

suffer, 61

suicidal attempt, 231

suicidal ideation, 231

sundowning syndrome, 233

superactivity, 30

superdural, 30

superior vena cava syndrome, SVC syndrome, 126

supine position, 65

supportive treatment, 67

suppository, 57

suppurative otitis media, 268

supraglottic laryngectomy, SGLT, 287

supramaxilla, 30

suprarenalectomy, 30

surgical intensive care unit, 70

suspension, 58

sweating, 44

swelling, 44, 103

symmetry, 47, 248

synchronized intermittent mandatory ventilation, SIMV, 129

syncope, 40, 83, 103

syndactyl, 201

syndrome of inappropriate secretion antidiuretic hormone, SIADH, 96

synovectomy, 162

syphilis, 178

syrup, 58

systemic lupus erythematosus, SLE, 117

T

tablet, 58

tachycardia, 30, 40

tachypnea, 30

tactile hallucination, 229

tar, 248

tardive dyskinesia, TD, 230

target therapy, 118

tarry stool, 136

tarry, 52

temperature, T or BT, 47

Tenckhoff catheter, 152

tend to, 61

tenderness, 48

tenesmus, 136

tenositis, 30

tenosynovitis, 160

term infant, 212

termination of pregnancy, TOP, 191

tetanus, 208

tetralogy of Fallot, TOF, 208

texture, 47

thalassemia, 208

therapeutic abortion, 190

therapeutic play, 211

therapeutic relationship, 236

thermometer, 21

thermotherapy, 31

thickness, 47

third degree A-V block, complete heart block, 104

thirst, 41

thoracentesis, 31, 129

thoracoscopy, 127

thoracotomy, 31, 129

thought blocking, 228

thought broadcasting, 228

thought disorder, 227

thought insertion, 228

threatened abortion, 190

threshold, 269

thrombectomy, 13

thrombembolia, 31

thrombophlebitis, 40, 105

thrombosis, 31

thrombotic agent, 87

thrombotic stroke, 85

thrush, 136, 201

thyrocele, 31

thyroid carcinoma, 96

thyroid goiter, 95

thyroid scan, 97

thyroid storm, 96

thyroidectomy, 97

thyroiditis, 31, 96

tibia fracture, 159

tinea, 247

tingle, 44

tinnitus, 43, 267

tip culture, 51

tocolysis, 191

toddler, 212

tomography scan, 50

tonic convulsion, 231

tonic neck reflex, 210

tonometry, 257

tonsillectomy, 13, 287

tonsillitis, 31, 286

tonsillocentesis, 31

torticollis, 201

total elbow arthroplasty, 60

total gastrectomy with esophagojejunostomy, 142

total hip replacement, THR, 162

total knee replacement, TKR, 162

total laryngectomy, 287

total parenteral nutrition, TPN, 54, 141

total thyroidectomy, 97

Tourette's syndrome, 208

toxic diffuse goiter, 95

tracheal tube, 31

tracheoesophageal fistula, 208

tracheopexy, 25

tracheostomy care, 129

tracheotomy, 24, 31, 129, 287

trachoma, 256

traction, Tx., 161

tranquilizer, 235

transbronchial lung biopsy, 127

transcatheter arterial embolization, TAE, 141

transduodenal, 31

transference, 224

transient ischemic attack, TIA, 85

transient, 63

transillumination, 278

transposition of the great arteries, 208

transsphenoidal hypophysectomy, 97

transurethral resection of prostate, 60

transurethral resection of the prostate, TURP, 152

traumatic cataract, 255

treadmil exercise test, 106

tremor, 48, 83

triceps, 31

trichiasis, 254

trichomonas vaginitis, 178

tricuspid regurgitation, TR, 106

tricuspid stenosis, TS, 106

trigeminus, 31

trigger, 61

trismus, 285

trouble, 61

T-tube drainage, 141

tubal ligation, T/L; TL, 181

tubal sterilization, T/S, 181

tube feeding diet, 54

tubo-ovarian abscess, TOA, 179

tumor lysis syndrome, TLS, 117

tumor marker, 140

tumor, 246

turbid, 52

ture insight, 230

turgor, 48

turning fork test, 270

turning to side lying position, 65

tympanectomy, 271

tympanitis, 31, 268

tympanometry, 270

tympanoplasty, 271

tympanosclerosis, 31, 268

tympanotomy, 271

tympany, 48

Type 1 diabetes mellitus (insulin-dependent diabetes mellitus, IDDM), 95

Type 2 diabetes mellitus (non-insulin-dependent diabetes mellitus, NIDDM), 95

ulcer, 246

ulcerative colitis, UC, 139

ultrasonic inhalation, 129

ultrasound, 50

umbilical cord blood transplantation, UCBT, 211

umbilical cord infection, 208

unconsciousness, 225

undergo a test, 64

unilateral, 31

uniparental, 31

upper gastrointestinal endoscopy, 49

upper respiratory infection, URI, 208

uremia, 13, 150

uremic fetor, 148

uremic frost, 148

uremic odor, 148

uremic stomatitis, 148

ureterography, 32

ureterolithiasis, 32

ureterorenoscopic lithotripsy, 60

urethral calculus, 150

urethral pressure profile, UPP, 151

urethral renal scope lithotripsy, USRL, 152

urethral stone, 150

urethralgia, 32

urethritis, 32

urethroplasty, 32

urgency incontinence, 150

urgency, 148

urinary diversion ileal conduit, 152

urinary incontinence, 150

urinary retention, 148

urinary tract infection, UTI, 150

urination, 42

urine culture, 51

urine, 32

urinometry, 32

urobilin, 32

urodynamic studies, UDS, 150

uroflowmetry, UFR, 150

urography, 32

urolithiasis, 150

urology, 70

urosepsis, 150

urticaria, 247

uterine myoma, 179

uterine prolapse, 179

uteritis(metritis), 32

uteropexy, 25

uteroscope, 32

uveitis, 256

uvulitis, 286

vaccine, 212

vacuum assisted closure, VAC, 97

vacuum extraction, 191

vaginal delivery, VD, 191

vaginal hysterectomy, VH, 181

vaginal suppository, 57

vaginal total hysterectomy, VTH, 181

vaginal, 57

vaginitis, 32

vaginotomy, 32

valgus, 201

valve heart disease, VHD, 104

valve replacement, 108

valvuloplasty, 108

varicocele, 150
varicose vein, 106
varus, 202
vasculitis, 32
vasodilators, 108
vasoligation, 32
vasomotor rhinitis, 277
vena, 33
venereal disease, VD, 42, 179
venostasis, 33
ventricle, 33
ventricular fibrillation, Vf, 106
ventricular premature contraction, VPC, 105
ventricular puncture, 86
ventricular septum defect, VSD, 209
ventricular tachycardia, VT, 106
ventriculometry, 33
ventriculostomy, 87
verbigeration, 228
vernix caseosa, 202
vertex presentation, 190
vertigo test, 270
vertigo, 40, 83, 267
vesicle, 246
vesicoureteral reflux, VUR, 209
vestibular neurectomy, 271
vibration, 211
visit a doctor, 64
visiting staff, 71
visual acuity examination, VA, 257
visual field examination, VF, 257
visual hallucination, 229
vitrectomy, 259
vocal cord nodules, 286
vocal cord polyps, 286
void, 64
vomit, 41, 136

walkers, 161
warm sitz-bath, 66
wart, 247

water, 58
watery, 52
waxy flexibility, 225
weak, 64
Wechsler adult intelligence scale, 234
wedge resection, 129
wheal, 246
wheezing, 125
white blood cell count, 117
Wilm's tumor, 209
with, 52
withdrawal reflex, 231
withdrawal symptoms, 233
without, 52
word salad, 228
wound culture, 51

xanthelasma, 33
xanthopia, 33
xerophthalmia, 33, 256
xerosis, 256
xerostomia, 33

Y

yellowish, 52

國家圖書館出版品預行編目資料

醫護術語／劉明德、李惠萍、林淑雯、黃盈禎、楊心怡、羅惠敏、王雪娥、李淑真、杜晶瑩、吳霞玲、林鳳映編著.－第五版－新北市：新文京開發出版股份有限公司，2022.04
　　面；　公分
　　ISBN 978-986-430-828-6（平裝）

1.CST：醫學　2.CST：術語

410.4　　　　　　　　　　　　111005438

醫護術語（第五版）　　　　　　　　　（書號：B358e5）

審 訂 者	李中一　　胡月娟　　薛承君　　張銘峰　　廖文貴 Jonathan Chen-Ken Seak
編 著 者	劉明德　李惠萍　林淑雯　黃盈禎　楊心怡　羅惠敏 王雪娥　李淑真　杜晶瑩　吳霞玲　林鳳映
修 訂 者	王采芷　黃盈禎　王守玉
出 版 者	新文京開發出版股份有限公司
地　　址	新北市中和區中山路二段 362 號 9 樓
電　　話	(02) 2244-8188（代表號）
Ｆ Ａ Ｘ	(02) 2244-8189
郵　　撥	1958730-2
第 二 版	西元 2013 年 09 月 02 日
第 三 版	西元 2016 年 05 月 20 日
第 四 版	西元 2018 年 07 月 01 日
第 五 版	西元 2022 年 04 月 20 日

New Wun Ching Developmental Publishing Co., Ltd.

New Age · New Choice · The Best Selected Educational Publications — NEW WCDP

新文京開發出版股份有限公司

NEW
WCDP

新世紀・新視野・新文京 — 精選教科書・考試用書・專業參考書